VERNET-LES-BAINS

ET

LES EAUX SULFUREUSES

DES

THERMES MERCADER

(PYRÉNÉES-ORIENTALES)

Par le Dr E. MASSE

Professeur agrégé et chef des travaux anatomiques de la Faculté de médecine
de Montpellier
Ancien chef de clinique chirurgicale et lauréat de la même Faculté
Médecin du Bureau de bienfaisance
Membre titulaire de la Société de médecine et de chirurgie pratiques
de la Société médicale d'émulation
Membre associé de la Société centrale d'agriculture de l'Hérault
Membre correspondant de la Société anatomique de Paris.

MÉDECIN CONSULTANT AUX EAUX DE VERNET

MONTPELLIER

C. COULET, Libraire – Éditeur
Libraire de la Faculté de médecine
et de l'Académie des sciences et lettres

PARIS

A. DELAHAYE, Libraire-Éditeur
Place de l'École-de-Médecine

M DCCC LXX

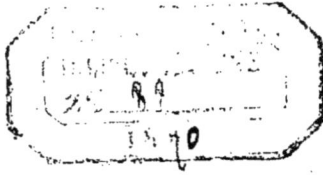

VERNET-LES-BAINS

ET LES EAUX SULFUREUSES

DES THERMES MERCADER

(PYRÉNÉES-ORIENTALES)

PRINCIPALES PUBLICATIONS DU MÊME AUTEUR

Développement et structure intime du Tubercule. 1863.

De la Cicatrisation et des Cicatrices dans les différents tissus. 1866. (Avec planche.)

Des Types de la circulation dans la série animale et aux divers âges de la vie embryonnaire. 1866.

Du Sycosis parasitaire; observations; réflexions; nouveau traitement par la créosote. 1864.

Kyste de la gaîne du biceps crural ; observations et réflexions. 1863.

Étude chirurgicale de l'étranglement, in-8°. 1869.

Organes de l'audition et sens de l'ouïe, in-8°. 1869.

De la Cicatrisation et des Cicatrices, mémoire lu au congrès scientifique de France, in-8°. 1869.

Notice sur les Eaux thermales sulfureuses de Vernet-les-Bains, thermes Mercader (Pyrénées-Orientales), avec une planche lithographiée. 1868.

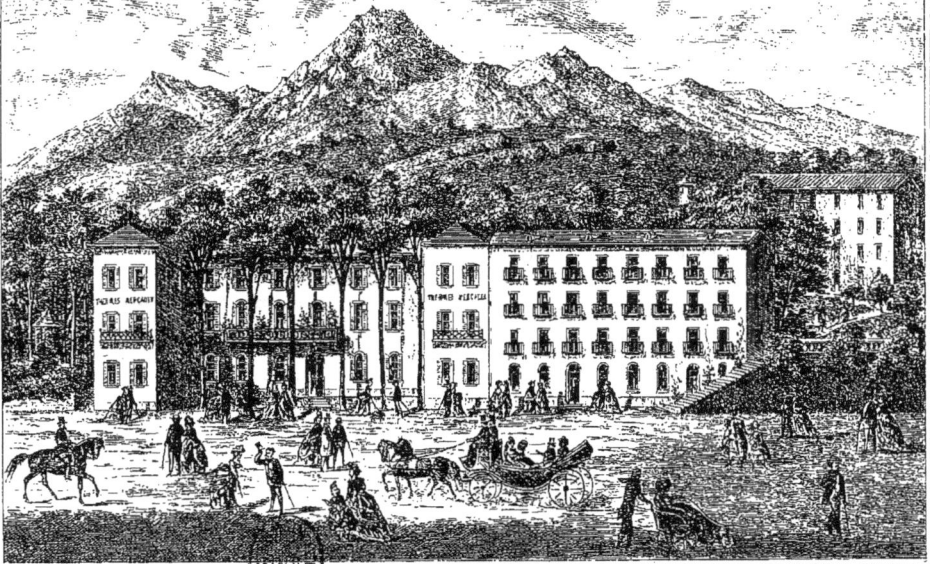

(Pyrénées orientales) THERMES MERCADER à VERNET-LES-BAINS.

VERNET-LES-BAINS

ET

LES EAUX SULFUREUSES

DES

THERMES MERCADER

(PYRÉNÉES-ORIENTALES)

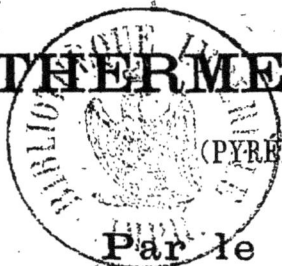

Par le Dr E. MASSE

Professeur agrégé et chef des travaux anatomiques de la Faculté de médecine
de Montpellier
Ancien chef de clinique chirurgicale et lauréat de la même Faculté
Médecin du Bureau de bienfaisance
Membre titulaire de la Société de médecine et de chirurgie pratiques
de la Société médicale d'émulation
Membre associé de la Société centrale d'agriculture de l'Hérault
Membre correspondant de la Société anatomique de Paris.

MÉDECIN CONSULTANT AUX EAUX DE VERNET

MONTPELLIER

C. COULET, Libraire – Éditeur
Libraire de la Faculté de médecine
et de l'Académie des sciences et lettres

PARIS

A. DELAHAYE, Libraire-Éditeur
Place de l'École-de-Médecine

M DCCC LXX

VERNET-LES-BAINS

ET LES EAUX SULFUREUSES

DES THERMES MERCADER

(Pyrénées-Orientales)

Les eaux thermales sulfureuses de Vernet (Pyrénées-Orientales), naissent dans une petite vallée située au pied du mont Canigou, sur la rive gauche et la rive droite d'une petite rivière qui descend des hauteurs de cette montagne et qui se jette dans la Tet, à Villefranche-de-Conflent.

Le docteur Barrère, dans sa notice sur les eaux de Vernet, fait remonter jusqu'aux Romains l'origine du premier établissement thermal de la vallée.

Il croit en trouver la preuve dans un acte de donation de Guifred, comte de Cerdagne, aux moines de Saint-Martin-du-Canigou, en 1007.

Carrère, dans son traité des eaux minérales du Roussillon, prétend avoir vu sur un acte des domaines de 1377 que les bains de Vernet furent donnés à emphytéose à un particulier. Anglada pense que le premier établissement thermal de Vernet fut créé entre l'intervalle qui sépare la donation faite au monastère de St-Martin d'avec le début du XIVe siècle ; il en attribue la construction aux abbés de Saint-Martin, seigneurs de Vernet.

Cette antique origine des eaux de Vernet ne s'applique qu'aux sources de la rive gauche. Les sources de la rive droite ont au contraire une origine plus récente ; elles sont dues aux fouilles heureuses et persévérantes de M. Mercader. Joseph Anglada, dans son traité des eaux minérales des Pyrénées-Orientales, avait cependant fixé son attention sur une source thermale sulfureuse qui vient, dit-il, s'offrir à l'attention de l'observateur sur le sentier qui conduit de Vernet à Casteil, sur la rive droite de la rivière. Ce n'est, dit-il, qu'un mince filet qui dépose, le long de la rigole qu'il parcourt, une traînée de glaires blanches comme de la pâte de papier, et qui se comporte à l'odeur, au goût et aux épreuves qu'on lui fait subir par les réactifs, à l'instar des eaux sulfureuses du voisinage. Les fouilles de M. Mercader amenèrent la découverte de plusieurs nouvelles sources. La source du chemin de Casteil, poursuivi à l'aide d'une galerie de 20 mètres dans les flancs de la montagne, vit sa température s'élever de 25° à 34° ; en outre, elle jaillit bien plus abondante ; d'autres fouilles, pour-

suivies avec activité à 60 mètres environ de la source
de Casteil à l'aide de galeries souterraines plus profondes, permirent de découvrir deux sources encore
plus chaudes et plus abondantes : la source Ursule et
la source de la Providence.

M. Mercader confia la première analyse de ses
eaux à M. Bouis, chimiste distingué de Perpignan,
et c'est vers 1832 qu'il obtint l'autorisation d'exploiter
ses eaux en bains et boissons, etc. Plus tard, les
eaux minérales de l'établissement Mercader ont été
successivement analysées par Ossian Henri en 1852
et par M. Buran en 1853.

Après avoir découvert les sources, M. Mercader
fit construire un établissement qui prit chaque année
une plus grande importance par les succès incon-
testables obtenus par l'usage de ses eaux. De nouvelles constructions furent successivement sura-
joutées aux premières. L'installation balnéaire fut
améliorée. Aujourd'hui l'établissement peut recevoir
200 baigneurs. Il est très-confortablement installé.
Il se compose de deux grands hôtels presque con-
tigus : l'un, orienté de l'est à l'ouest, avec façade au
nord et au midi ; l'autre, du nord au sud, avec façade
à l'est et à l'ouest.

L'établissement des Ménages, construit au-dessus
des bains de la source de la Providence et de la
source de Casteil, est spécialement aménagé pour
recevoir les familles. Le grand hôtel des bains est en

partie construit sur l'établissement de la source Ursule; il contient un très-grand nombre de chambres et quelques logements pour familles.

En sortant de ces deux établissements, le baigneur se trouve dans un parc très-accidenté et très-ombragé. Des bassins avec jet d'eau y entretiennent une fraîcheur toujours agréable pendant la saison d'été. Six sources alimentent les bains, les buvettes et les douches des deux établissements thermaux. Une nouvelle source vient d'être découverte, et sera aménagée pour la saison prochaine.

Dans son traité des eaux minérales des Pyrénées-Orientales, Joseph Anglada (1) reconnaît aux eaux des Thermes Mercader tous les caractères génériques des eaux sulfureuses de la Vallée. Ainsi, dit-il, « on a pu » constater dans les eaux sulfureuses Mercader : 1° le » dégagement du gaz azote, 2° le dépôt glairineux, » 3° la présence d'un hydro-sulfate, 4° celle d'un » carbonate alcalin, 5° de minimes proportions d'un » sel terreux, 6° l'abondance relative de la silice ; » 7° la petite quantité de matériaux fixes; enfin la » sortie de ces eaux du milieu de terrains primordiaux. » L'analyse quantitative permet le même rappro- » chement. Ce sont, dit-il, les mêmes ingrédients et » dont les rapports sont à peu près identiques. Il en

(1) *Traité des Eaux minérales des Pyrénées-Orientales*, Montpellier, 1833.

» conclut à l'analogie des eaux de toute la vallée. »
Pourtant Anglada fait la réserve suivante, qui présageait déjà le rôle important des eaux de l'établissement Mercader. *En vertu de leur température bien moins élevée, elles pourraient être immédiatement appropriées à certaines indications particulières, avec toute la puissance de leur ingrédient sulfureux.*

Les sources nombreuses d'eaux minérales de la vallée de Vernet ont toutes un caractère commun; elles sont sulfurées sodiques et thermales. Leur composition chimique les rapproche des autres sources sulfurées sodiques de la chaîne des Pyrénées. Cette parenté, au point de vue chimique, s'accompagne de caractères assez analogues de thermalité et d'action thérapeutique.

Les eaux sulfurées sodiques des Pyrénées naissent en général par groupes présentant des caractères variés de température : Luchon possède 49 sources, dont la température varie de 17 à 66°; Baréges, 15 sources, de 18 à 44°; Cauterets possède 22 sources, dont la température varie de 24 à 60°; les sept sources des Eaux-Bonnes varient de 12 à 32°; les eaux d'Amélie comptent 20 sources, dont la température varie de 20 à 63°. Le vallon de Vernet offre un grand nombre de sources dont la température varie de 18 à 57°80 centigrades. Ce groupe d'eaux sulfureuses se divise en deux groupes secondaires : celui de la rive droite, dont les sources constituent l'établissement

Mercader; les sources de la rive gauche, qui sont groupées sous le nom de sources de l'établissement des Commandants.

Le groupe de la rive droite, que je me propose d'étudier d'une manière complète dans cette brochure, réunit six sources.

D'après M. le professeur Martins, c'est au-dessous du granit gris du Canigou, dans les schistes argilo-micacés, à la limite du calcaire ferrugineux, que surgissent les sources sulfureuses thermales de Vernet. Le village de Vernet est bâti sur une colline de schiste et de calcaire ferrugineux très-riche, autrefois exploité, plus tard abandonné, mais dont on reprend l'exploitation avec succès.

Dans le groupe des eaux sulfurées sodiques de la rive droite de la rivière de Casteil on trouve, comme dans les principaux groupes des sources sulfurées sodiques des Pyrénées, des sources dont la composition chimique et la température plus ou moins élevée diffèrent un peu. Le degré variable de sulfuration et de thermalité de sources très-rapprochées permet pour ainsi dire de graduer pour la cure, l'énergie thérapeutique des eaux.

L'analogie de composition rapproche dans une même famille toutes les eaux sulfurées sodiques de la chaîne des Pyrénées : Luchon, Baréges, les Eaux-Bonnes, Cauterets, Saint-Sauveur, Molight, Vernet, Amélie. Si l'on met en regard, dans un ta-

TABLEAU COMPARATIF DES ANALYSES CHIMIQUES DES PRINCIPALES EAUX SULFURÉES-SODIQUES DES PYRÉNÉES

PROVIDENCE — VERNET MERCADER — LHUPIA MOLIGHT — BARÉGES — SAINT-SAUVEUR — EAUX-BONNES, SOURCE VIEILLE

PROVIDENCE		VERNET MERCADER	LHUPIA MOLIGHT		BARÉGES		SAINT-SAUVEUR		EAUX-BONNES, SOURCE VIEILLE	
Sulfure sodium......	0,0420	....	0,0436	....	0,0421	....	0,0918		Sulfure de sodium.....	0,0910
Sulfite de soude	0,0050	....								
Sulfate de soude.....	0,0225		0,0111	....	0,0500	....	0,0400		Sulfate de soude......⎫	traces
— de magnésio...	0,0085		0,0009						— de magnésie...⎬	
— de chaux....	0,0010		0,0023						— de chaux.......	0,1750
Silicate de chaux...	0,0628	Acide silicique	0,0411		0,0678	⎧ chaux...	0,0062	Silicates de	Silicate de soude......	0,0810
Carbonate de soude..	0,0910		0,0715	Soude...	0,0081	⎨ soude...	0,0704		Silice............	0,0810
— de potasse	0,0100		0,0119							
— de magnésie.	0,0090		0,0009	Magnésie	6,0003	⎨ magnésie	0,0031			
— de chaux..	0,0015		0,0033	Chaux...	0,0029	⎩ alumine .	0,0070			
Chlorure de sodium..	0,0180		0,0168		0,0400		0,0695		Chlorure de sodium....	0,2640
Fer et bronze......	traces								Borate de soude......⎫	
Alumine.........	9,0010								Iode.............⎬	traces
Glairine..........	0,0150		0,0073						Fer.............⎭	
Iodure de potassium..	0,0001	Pertes......	0,0030						Matière organique....	0,0480
	0,2734		**0,2101**		**0,20835** Iode.		Traces,			
							0,2500			**0,5710**

SOURCE URSULE — LA RAILLÈRE — HONTALADE SAINT-SAUVEUR — AMÉLIE ESCALDADOU

SOURCE URSULE		LA RAILLÈRE		HONTALADE SAINT-SAUVEUR		AMÉLIE ESCALDADOU	
Sulfure de sodium.....	0,0129	Sulfure de sodium...	0,019400	Sulfure de sodium.....	0,0199	Sulfure de sodium.....	0,012
Chlorure de sodium...		Chlorure de sodium..	0,049576	Chlorure de sodium...	0,0780	Chlorure de sodium....	0,044
Sulfate de soude......⎫		Sulfate de soude....	0,044317	Sulfate de soude......	0,0430	Sulfate de soude,.....	0,049
Carbonate terreux....⎪		Magnésie...........	0,000445	⎧ de soude...	0,0701	Silicate de soude	0,118
Silicates ⎨ de soude...⎬	0,2371	Chaux.............	0,004485	Silicate ⎨ de chaux...	0,0054	Chaux.............	traces
⎩ de magnésie⎪		Soude caustique.....	0,009396	⎨ de magnésie	0,0098	Magnésie..........	traces
Indices de fer.......		Acide silicique......	0,061097	⎩ d'alumine...	0,0080	⎧ de soude...	0,071
Iodure alcalin.......		Barégine...........		Matière organique.....	0,0310	⎨ de potasse..	0,010
Matière organique.....		Potasse caustique..⎫	traces	Acide borique iodé....	traces	Alumine et oxide de fer	0,004
		Ammoniaque......⎭					
	0,2500		**0,189718**		**0,2562**		**0,317**

bleau, l'analyse chimique de toutes ces eaux, on est frappé dans ce parallèle de voir les mêmes sels, les mêmes gaz et des différences très-peu considérables de sulfuration.

L'étude clinique fournit aussi des preuves nombreuses qui viennent corroborer, par l'ensemble des mêmes caractères thérapeutiques, l'analogie qu'indiquait l'analyse chimique. Elles s'adressent aux inflammations, aux catarrhes chroniques des voies respiratoires, aux catarrhes chroniques de la vessie, aux maladies de la peau, aux manifestations de la dartre, ainsi qu'aux scrofulides; elles sont excitantes, toniques, etc. Tous ces divers états morbides se trouvent également bien des eaux sulfurées sodiques thermales.

On a voulu établir dans le groupe des eaux sulfurées sodiques des spécialisations très-limitées. Ainsi Baréges aurait son indication dans le traitement des plaies anciennes et les maladies de la peau. Les Eaux-Bonnes, Cauterets, le Vernet, Amélie, pour les maladies de l'appareil respiratoire; Luchon, les maladies de la peau et les rhumatismes; Saint-Sauveur, les maladies de matrice, etc., etc. Ces spécialisations si limitées des eaux sulfurées sodiques sont factices. Ainsi on obtient aux Eaux-Bonnes des guérisons de plaies anciennes, de maladies de la peau comme à Baréges. Les maladies des voies respiratoires se trouvent bien de toutes les eaux sulfurées sodiques, pourvu qu'elles ne soient pas trop chaudes ni trop fortement minéralisées.

Le rhumatisme atonique guérit avec toutes les eaux sulfurées sodiques, pourvu qu'elles soient suffisamment thermales. Quand on parcourt toutes ces stations thermales, on peut y recueillir très-facilement des faits cliniques très-nombreux qui viennent à l'appui de cette opinion. Dans ma pratique médicale aux eaux minérales, j'ai recueilli moi-même un très-grand nombre d'observations qui montrent que les eaux sulfurées sodiques s'appliquent à un ensemble de maladies chroniques.

Ainsi j'ai soigné à Vernet des phthisiques, des bronchites chroniques, des maladies du larynx, des catarrhes chroniques de la vessie, des maladies de la peau, des rhumatismes, des paralysies, des scrofulides, et j'ai pu enregistrer de nombreux succès dans toutes ces maladies. Ce que l'on obtient à Vernet s'obtient aussi à Cauterets, aux Eaux-Bonnes, à Saint-Sauveur, à Luchon.

Ce que je viens de dire des eaux sulfurées sodiques ne s'applique pas aux eaux sulfurées sodiques dégénérées, dans lesquelles le principe sulfureux a subi des transformations profondes. Ces eaux peuvent trouver quelques indications spéciales que ne rempliraient point les eaux sulfurées sodiques normales.

Certaines spécialisations de sources bien connues ont changé avec le temps. Ainsi on se gardait bien d'envoyer. autrefois les plaies anciennes, les anciennes fractures à Baréges; c'était aux Eaux-Bonnes seules que les malades croyaient pouvoir trouver leur guérison. Aujourd'hui tout est changé : l'eau d'*arquebusade*, qui guérissait les plaies anciennes et les maladies de la peau, a pris la spécialisation des maladies de l'appareil respiratoire. Bordeu traitait les maladies des voies respiratoires par les eaux de Baréges, et il soulageait ses malades tout aussi bien que ceux qui les envoient aux Eaux-Bonnes. Aujourd'hui la vogue a changé, et ce serait une grave hérésie que de soigner un phthisique avec les eaux sulfureuses de Baréges.

Il en est de ces stations thermales comme de bien d'autres. La spécialisation limitée est complétement factice; elle est due aux efforts heureux de certains médecins spécialistes qui envoient tous leurs malades à une même station; elle est due encore à la propagande heureuse de certains malades qui se sont trouvés soulagés et qui en amènent d'autres ayant la même maladie, à une réclame habile par la voix des journaux.

Je ne viens donc pas réclamer ici pour les eaux de l'établissement Mercader, à Vernet, une spécialisation très-limitée; les observations que j'ai citées à la fin de ma notice viendront au contraire prouver que ces eaux s'appliquent avec un égal succès à un certain nombre de maladies chroniques. Du reste, il en est de la station de Vernet comme de presque toutes les autres stations sulfurées sodiques thermales. Elles ont une action utile dans un certain nombre de maladies, mais elles ne s'adressent pas aux maladies d'un seul organe.

CHAPITRE I

Topographie de la vallée de Vernet : son climat, quelques mots sur sa faune et sa flore.

Si beaucoup de sources sulfurées sodiques de la chaîne des Pyrénées peuvent avoir leur équivalent thérapeutique dans d'autres sources analogues comme composition chimique et comme température, il n'en est pas de même des conditions climatériques et des avantages au point de vue topographique des différentes stations.

A ce point de vue, Vernet présente des conditions tout-à-fait exceptionnelles, qui doivent faire augmenter de beaucoup l'importance de cette station, quand elle sera suffisamment connue.

Les eaux minérales sulfurées sodiques thermales de Vernet, thermes Mercader, sont situées à 200 mètres au sud de la grande place du village de Vernet, à 0° 7' 8" à l'est du méridien de Paris et 42° 34' 40" de latitude nord, à 629 mètres au-dessus du niveau de la mer.

Le village de Vernet est situé à 4 kilomètres de la petite place forte de Villefranche-de-Conflent, qui commande un défilé situé au confluent de la petite rivière de Casteil et de la Tet. La route de Mont-Louis et celle de Vernet traversent cette place. Plus loin, à 7 kilomètres de Villefranche, à 12 kilomètres de Vernet, on rencontre la sous-préfecture de Prades, et sur la route de Perpignan à Prades, on rejoint le village d'Ille, à 18 kilomètres de Prades, à 29 kilomètres de Vernet.

C'est là qu'arrive aujourd'hui le chemin de fer de Perpignan à Prades, qui est relié lui-même au grand réseau du midi par le chemin de fer de Perpignan à Narbonne. Les 18 kilomètres qui restent à livrer d'Ille à Prades réduiront le trajet à faire en voiture pour arriver à Vernet à 12 kilomètres. Le trajet d'Ille à Prades est fait par plusieurs diligences. En outre, on trouve à Ille pour Vernet des voitures de poste et des voitures particulières. A Prades, les omnibus et les voitures de l'établissement Mercader prennent les voyageurs pour les amener à Vernet.

De Prades à Vernet, le trajet s'effectue sur une route des plus pittoresques, qui suit les bords de la Tet, qui coule au fond d'une très-petite vallée resserrée entre les montagnes. Sur la route, on rencontre les hauts fourneaux de Ria, où l'on exploite le minerai de fer du vallon de Vernet, des mines de Filhol et de Sahorre. Plus loin, la place de Villefranche vient barrer la route dans une gorge resserrée au confluent de la petite rivière de Vernet, dans la Tet. La forteresse est des plus curieuses; la ville est entourée de murs à créneaux; elle est dominée par une série de forts échelonnés à différentes hauteurs sur la montagne et creusés dans le roc. Ces fortifications défendent la route d'Espagne, la route du Mont-Louis et la vallée de la Tet, ainsi que la vallée de Vernet.

A Villefranche, la route de Vernet se détache de celle de Mont-Louis en suivant le bord de la rivière de Casteil. L'aspect de la route est très-varié et très-pittoresque. Des canaux d'irrigation serpentent à une très-grande hauteur sur le flanc des montagnes qui s'élèvent des deux côtés de la route. On rencontre de nombreuses carrières d'un beau marbre rouge; la route est entièrement faite avec du marbre provenant des carrières voisines; dans les ouvrages d'art, le marbre remplace entièrement la pierre.

La route serpente en suivant le cours capricieux de la rivière dans une vallée profonde et d'abord très-peu large; de chaque côté de la rivière, on voit des prés bien verts, des vergers dont les arbres ploient sous le poids des fruits. Mais bientôt, près du village de Cornellia, la vallée s'élargit et l'on entre dans le petit vallon de Vernet. Ce vallon est entouré de montagnes qui le protégent de tous côtés, ne laissant que deux gorges ou défilés au nord et au sud. La rivière de Casteil coule du sud au nord. De Cornellia à Vernet, la route abandonne la rivière pour suivre le pied des montagnes qui borde à l'est la vallée. Une végétation luxuriante repose agréablement la vue et promet la fraîcheur au baigneur du Midi, qui quitte à cette époque les champs brûlés par un soleil implacable. La vallée de Vernet est boisée principalement de jeunes châtaigniers toujours verts, que l'on exploite en jeunes bois ; on y voit aussi des plantations de micocouliers, beaucoup de prés arrosables, des vergers, et, sur les montagnes voisines, de loin en loin, quelques vignes qui escaladent jusqu'à leur cime sur de véritables escaliers taillés dans le roc. Comme fond de tableau, le voyageur a constamment devant lui l'immense Canigou, dont le sommet imposant se dresse à 2,785 mètres au-dessus du niveau de la mer. A l'extrême sud de la vallée, on aperçoit aussi les hauteurs presque rivales du Pla-Guilhem ; à coté de la colline sur laquelle est bâti le village de Vernet, la montagne de la Pène et la tour du Goa. La route près de Vernet est constamment bordée d'arbres ; bientôt une haie régulièrement taillée transforme la route en allée de jardin ; à gauche de la route, on aperçoit le village de Vernet, échelonné sur le flanc escarpé d'une petite montagne ; l'église est placée au sommet ; elle domine tout le village qui s'étend jusqu'au bord de la route.

Les maisons sont pour ainsi dire superposées de la base au sommet; elles ont toutes un cachet pittoresque avec leurs balcons en bois; elles ont un faux air de châlet suisse. La route traverse la place du village et l'on arrive à l'établissement Mercader, qui est placé à gauche de la route, sur la rive droite de la rivière de Casteil, à 200 pas environ de la rivière de Casteil. L'établissement est adossé au versant occidental d'une petite colline toute couverte de châtaigniers; il occupe l'extrémité sud de la vallée, près d'un défilé étroit que traverse la rivière de Casteil et qui limite au sud le vallon de Vernet.

Les deux établissements, le grand hôtel et l'établissement des Ménages, sont placés très-près l'un de l'autre; on trouve d'abord sur la route le grand hôtel qui fait face à l'ouest et l'établissement des Ménages dont la principale façade est au nord. Ces deux établissements sont entourés de grands arbres qui les abritent en été. Un parc, sillonné d'allées qui serpentent sur la colline où est adossé l'établissement, fournit aux baigneurs des promenades très-agréables. Des bassins avec jet d'eau contribuent à y entretenir beaucoup de fraîcheur; la brise de la montagne y fait rarement défaut, même aux heures les plus chaudes de la journée, en été.

LE CLIMAT DE VERNET.

Des observations thermométriques nombreuses et répétées pendant plusieurs étés m'ont permis de constater, comme résultat, des températures qui, comparées à celles des principales villes du midi, présentent en faveur de Vernet une température inférieure de 7 à 8 degrés environ, et cela d'une manière constante pendant les mois de juillet et d'août. Pendant la canicule, dans les jours les plus chauds, la température ne s'est jamais élevée au-dessus de 26 degrés, encore n'ai-je constaté cette température exceptionnelle que cinq à six fois dans tout l'été. Les températures maxima les plus souvent observées sont de 21 à 24 degrés. Le même jour, la température maxima de Montpellier était de 30 à 32 degrés. La température minima a été en moyenne, pendant cette même période, de 15 à 17 degrés.

Si l'on compare la moyenne des minima de Vernet avec celles d'autres villes dont le maxima est beaucoup plus élevé, on constate que la différence des maxima ne se produit pas dans le minima. Si, au lieu de prendre le minima au thermomètre, on se livre à de nombreuses observations pendant la nuit, on voit qu'à Vernet, après le coucher du soleil, la température s'abaisse très-rapidement et conserve à peu près toute la nuit le même degré. Aussi les soirées sont-elles plus fraîches à Vernet qu'elles ne le sont dans les principales villes du midi, où la température minima ne s'observe que le matin, quelque temps avant le lever du soleil, et ne se maintient pas longtemps. C'est là le résultat d'observations nombreuses auxquelles je me suis livré depuis trois ans à Vernet.

En hiver, le climat de Vernet jouit encore du privilége de présenter une moyenne de température supérieure à celle de beaucoup de villes du midi de la France réputées pour leur climat comme station d'hiver. La température descend rarement à 2° au-dessous de zéro pendant la nuit. La neige est assez rare et elle fond très-vite.

Le résumé des observations thermométriques faites à l'ancien établissement de Vernet, en 1844, par M. Mathieu, de l'Institut, pourra donner une idée assez exacte du climat de Vernet en hiver.

De toutes ces observations il me paraît résulter que Vernet est à l'abri des grandes variations de température, soit en hiver, soit en été. Ce qui caractérise ce climat, c'est que les variations de température dans une même journée ne sont jamais aussi considérables qu'à Montpellier, Perpignan, Narbonne, etc. En outre, on y est à l'abri et des trop grandes chaleurs de l'été et des froids très-vifs de l'hiver.

OBSERVATIONS THERMOMÉTRIQUES
Faites à Vernet, à l'ancien Établissement thermal

Résumé des observations, par M. MATHIEU, membre de l'Institut

		OCTOBRE				NOVEMBRE				DÉCEMBRE			
		9 heures du matin.	Midi.	3 heures du soir.	9 heures du soir.	9 heures du matin.	Midi.	3 heures du soir.	9 heures du soir.	9 heures du matin.	Midi.	3 heures du soir.	9 heures du soir.
Température..	Moyenne .	13, 3	16, 4	16, 4	15, 2	6, 4	10, 6	10, 0	7, 4	9, 5	11, 6	12, 0	9, 7
	Maximum.	24, 2	25, 2	26, 2	23, 2	11, 2	13, 2	16, 2	14, 2	19, 2	21, 3	20, 2	18, 2
	Minimum.	8, 2	9, 2	10, 2	8, 2	1, 2	7, 2	4, 2	2, 2	2, 2	3, 2	7, 2	5, 2
Jours.......	Beaux....	18				24				9			1/2 mois.
	Nuageux..	3				4				1			—
	Couverts .	5				2				5			—
	Pluvieux .	5				»				»			—

Malgré le voisinage de la rivière et les nombreux canaux d'irrigation qui arrosent la vallée, le climat de Vernet n'est pas humide. Les brouillards si fréquents aux Eaux-Bonnes et dans les autres stations des Pyrénées situées aussi à une grande hauteur au-dessus du niveau de la mer, sont presque inconnus à Vernet. Les pluies sont assez rares, les orages de l'été ne sont pas plus fréquents que sur tout le littoral de la Méditerranée. On y jouit d'un beau ciel bleu, presque constamment sans nuage. La situation de Vernet, dans une vallée qui forme une espèce de cirque, limitée de tous côtés par des montagnes, la met à l'abri des grands vents. Toutefois la vallée est assez large pour que Vernet n'ait pas l'inconvénient des établissements placés dans des gorges étroites et profondes. La brise de la montagne y maintient une température toujours agréable.

Toutes ces conditions topographiques et climatériques réalisent dans cette station thermale des avantages que l'on chercherait en vain dans beaucoup d'autres établissements d'eaux sulfurées sodiques des Pyrénées.

La saison d'été aux thermes Mercader présente aux malades des conditions très-favorables pour le traitement thermal. C'est du 1er juin au 1er octobre que les malades doivent arriver à Vernet pour y bénéficier de tous les avantages du climat. Cette influence est des plus importantes pour les eaux thermales.

Il faut, je crois, compter pour beaucoup, dans l'effet des eaux minérales, les conditions adjuvantes du traitement. On a répété de toutes manières, et avec raison, que les nouvelles conditions dans les - quelles se trouvent les malades qui abandonnent toutes leurs occupations, le souci des affaires, qui pendant un mois ne cherchent qu'à se distraire et à se soigner, influent beaucoup sur le résultat thérapeutique final.

Le changement de climat est une des conditions adjuvantes les plus utiles; il a la plus heureuse influence sur les malades qui arrivent à Vernet et qui trouvent là une température qui contraste avec celle des principales villes du midi de la France; non-seulement le thermomètre indique un abaissement du maxima, mais les malades témoignent tous un sentiment de bien-être qui est dû à la fraîcheur de l'atmosphère; l'air emprunte cette fraîcheur au voisinage de la rivière, à la vallée qui est partout abondamment arrosée et ombragée; enfin à la brise de la montagne qui passe sur les neiges du Canigou. Les promenades boisées permettent encore aux malades de se dérober à la chaleur et de se promener à quelque heure que ce soit de la journée. Il ne faut pas observer longtemps à Vernet pour voir l'effet presque miraculeux du changement de climat sur beaucoup de malades. Les chaleurs torrides de l'été les avaient privés d'appétit; ils respiraient à peine

dans une atmosphère brûlante, insuffisante pour sti-
muler l'apathie d'un organisme affaibli. Des sueurs
profuses, la perte du sommeil, tout cela concourait
à amener un abattement général, une prostration
des forces. Beaucoup de malades atteints de maladies
chroniques des voies respiratoires réalisent toutes
ces conditions dans beaucoup de villes du midi, où
ils ont beaucoup à souffrir des chaleurs de l'été. En
arrivant à Vernet, j'ai vu un très-grand nombre de
malades reprendre leur appétit, les sueurs profuses
ont disparu, les forces sont revenues, ces malades ont
dormi. Cette heureuse influence du climat est de la
plus grande utilité pour contribuer à assurer un bon
traitement thermal.

LES EXCURSIONS DE VERNET

Quelques mots sur sa Faune et sa Flore.

Les distractions que peut présenter une station
doivent être prises aussi en considération; le médecin ne doit rien négliger de ce qui peut contribuer
directement ou indirectement à la guérison de ses
malades; le malade qui s'ennuie ne fait pas ou fait

mal son traitement thermal, il est bien rare qu'il se soumette à rester tout le temps qui serait rigoureusement nécessaire pour faire un traitement complet.

Le Vernet présente de nombreuses ressources à ce point de vue; c'est pour ainsi dire un centre pour des excursions très-intéressantes. Le naturaliste, le géologue, le simple promeneur à la recherche du beau pittoresque, trouveront amplement à se délasser dans les mille excursions que l'on peut y faire.

Les promenades et les excursions sont excessivement variées. Je citerai la fontaine des Esquieras et le village de Casteil, l'ancien monastère de Saint-Martin-du-Canigou, les mines de Sahorre et de Filhol, les grottes de Feuilla d'Ambouïllia et la vaste grotte fortifiée de Villefranche, la grande cascade des Anglais, les sources de Saint-Vincent, le petit village de Cornellia avec son église romane. Comme excursions plus longues, et qui peuvent être classées au nombre des plus pittoresques des Pyrénées, je dois encore citer l'ascension du Canigou et du Pla-Guilhem.

Les baigneurs de Vernet s'organisent en caravane pour toutes ces promenades, dont le plus grand nombre ne nécessitent que quelques heures; on peut les faire, soit à pied, soit à cheval, soit encore sur des ânes. Ce mode de locomotion est généralement préféré par les baigneurs et les baigneuses, comme plus pittoresque et plus sûr dans les sentiers montagneux.

Michel Nou est le guide intrépide de la vallée dans toutes les excursions. C'est en même temps un naturaliste doué de connaissances pratiques les plus variées et les plus étendues; il n'est pas un insecte, une plante, un rocher qu'il ne connaisse, qu'il ne puisse déterminer à Vernet et dans tous ses environs. Aussi est-ce une bonne fortune, pour les naturalistes qui viennent explorer la vallée, de trouver un guide aussi sûr et aussi utile.

La faune et la flore de Vernet sont excessivement curieuses à étudier. Le chasseur trouve encore sur les montagnes l'isard, qui est le chamois des Pyrénées, la perdrix blanche (*tétrao lagopus*), la perdrix rouge, l'aigle des Pyrénées. L'ours n'existe qu'à l'état de légende; on ne le rencontre plus aujourd'hui; quant aux loups et aux renards, ils sont encore assez nombreux dans les montagnes. On pêche dans la rivière de Casteil des truites et des anguilles excellentes.

Le Vernet présente de grandes richesses entomologiques. Tous les ans, un certain nombre d'amateurs de Coléoptères ou de Lépidoptères vient explorer les lieux célèbres par les découvertes qu'y ont faites de savants explorateurs : MM. Bellier de la Chavignerie, Guénée, de Saulcy, Vom Bruck, Graslin, etc., et la mine à exploiter est si riche que de nouvelles découvertes sont toujours à enregistrer.

Nous pourrions renvoyer, pour les renseignements techniques, aux mémoires que ces Messieurs ont publiés dans les bulletins ou annales de diverses sociétés savantes, mais nous ne pouvons résister au désir d'esquisser à grands traits les principaux caractères de cette faune remarquable à tous égards.

Le village de Vernet-les-Bains se trouve placé sur le flanc d'une chaîne de montagnes dont le pied jouit de la température chaude de la plaine du Roussillon, tandis que le sommet est couronné de neiges éternelles. Entre ces deux extrêmes se trouve toute une série de zones différentes de climat et de productions naturelles offrant chacune un vif intérêt.

En se rendant de Perpignan à Vernet-les-Bains, on traverse Prades, dernière localité de la plaine où les lauriers-roses passent encore l'hiver dehors sans abri, puis on gagne Villefranche-de-Conflent, place forte qui commande la route de Cerdagne.

Dans les vignes, le long des chemins poudreux, on voit voltiger des papillons méridionaux *Anthocharis Eupheno, Satyrus Fidia, Epinephele-Ida* et *Pasiphaë.*

Dans les grottes si curieuses de Feuilla et de Villefranche on peut recueillir sous les pierres humides les curieux Coléoptères aveugles *Troglorynchus Martini, Addelops Bonvouloirii, Linderia*

Mariæ; et à l'entrée de ces cavités naturelles, les *Pristonychus Jacquelinii, Feronia Dufourii* et *Trechus obtusus* habitent ensemble et quelquefois même en assez grande quantité.

Quand on s'élève un peu et qu'on suit le chemin de 10 kilomètres qui, toujours en montant, conduit à Vernet-les-Bains, en passant par Corneillia, ce sont : les *Zygæna Charon*, les *Arge Lachesis*, blanches et noires ; les *Lycæna Arion*, d'un joli bleu brillant ; les grands *Papilio Feisthamelii*, avec leurs ailes striées de longues flammes noires et caudées ; les *Thecla Cerri, Spini* et *OEsculi*, qui voltigent partout sur la route et sortent en foule des bois de châtaigniers qu'elle traverse.

Les *Hoplia Cœrulea*, d'un bleu clair si étincelant que les Dames en font un objet de parure, sont posées en nombre sur toutes les fleurs, en compagnie d'élégants Longicornes, de Cétoines vertes, de Trichius et de Buprestides.

Tout autour du Vernet, dans de charmants endroits remplis de fleurs, au milieu de prairies qu'arrosent de frais ruisseaux, les *Polyommatus Virgaureæ*, aux ailes d'un rouge de feu ; les *Thecla Evippus*, qui volent toujours au haut des frênes, offrent, avec diverses *Sesia*, quelques *Zygènes* (notamment *Sarpedon* et *Hilaris*) et une foule de Phalènes curieuses, un aliment incessant à l'activité du chasseur.

Si du Vernet on fait une excursion vers les ruines

si pittoresques de Saint-Martin du Canigou, on commence à voir paraître les *Erebia Stygne*, ces fidèles habitants des montagnes, et on s'arrête à regarder le beau *Parnassius Apollo*, planant mollement sur le précipice, au fond duquel un torrent tapageur roule ses eaux rafraîchissantes.

Près de l'Ermitage et dans toutes les parties où croissent en foule les Ronces, les Cistes, les Clématites, une foule de papillons se poursuivent. Parmi les espèces les plus remarquables, citons *Melitœa Dejone, Lythria Sanguinaria, Zygœna Ephialtes, Orgya Aurolinibata* et la fragile *Heterogynis Penella*.

Les Coléoptères ne sont pas moins intéressants; l'*Athous Filicornis*, de rares *Cryptocephales*, l'*Aptinus Pyrenœus*, le *Cymindis Melanocephala*, l'*Elaphrus Pyrenœus*, qui se plaît dans les petits ruisseaux et les lieux humides, habitent plus ou moins abondamment les diverses parties de la montagne.

Mais la faune alpestre n'est pas là; c'est plus haut encore, au-delà du « Cheval mort, » que les *Erebia Dromus, Epiphron*, les Lycœna *Eumedon* et *Dorilas* commencent à paraître.

La route monte longtemps et est un peu rude; mais l'aridité du chemin disparaît quand on recherche, tout en gravissant les pentes, le *Larinus Sturnus*, toujours enfoui dans les fleurs de chardons, et qu'on récolte les *Chelonia Fasciata* et les *Sa-*

tyrus Alcyone, quelquefois abondants dans cette localité.

D'ailleurs le Canigou n'est plus très-loin, et bientôt la route devient plus riante. On traverse des forêts de pins et d'épais fourrés dont le sol est tapissé d'une mousse épaisse.

On peut, en s'asseyant sur ces sièges naturels qui vous invitent au repos, rencontrer quelques *Scydmœnus Schiœdtü* et *Cordicollis*, *Cephenium Kiesenweterri*, *Liosomus Lethierryi*, petits, mais toujours très-rares Coléoptères.

Les sites deviennent plus sauvages; la végétation prend son caractère alpestre; le lys martagon, aux fleurs violacées, balance sa tige frêle au-dessus des bouquets de rhododendrons ferrugineux; on domine Saint-Martin du Canigou, toute la vallée du Vernet, et l'œil commence à embrasser une immense étendue.

A droite, les plateaux dénudés de lipaudière donnent asile à l'*Hepialus Pyrenaicus*, qui vole étourdiment à la recherche de sa femelle aptère, dont la vie tout entière se passe sur la même touffe de gazon ou sous la même pierre.

C'est là que le *Carabus punctato-auratus*, aux élitres d'un vert brillant, habite avec *Prystonichus Pyrenœus*, *Liosomus rufipes*, *Ptinus submetallicus*. Le *Carabus rutilans*, le plus beau Coléoptère de toutes ces montagnes, vit aussi à cette hauteur, et quelquefois, en soulevant une pierre, le chasseur voit reluire au soleil sa carapace bronzée.

Plus loin, on rencontre les cabanes en pierres sèches qui abritent les bergers, un peu sauvages peut-être, mais fort hospitaliers. La végétation arborescente s'arrête, et on pose le pied sur les premières flaques de neige. Les *Trechus Pyrenœus*, *Nebria Lafresnayei*, *Bembidium Pyrenœum* et *glaciale*, *Elophorus glacialis*, animent ces froides régions.

Un lacet sinueux côtoie la montagne; c'est la dernière étape pour arriver au sommet. Quelques saxifrages, gentianes et sedum croissent au milieu des galets qui couvrent le flanc du pic, et la noire *Erebia Lefebvrei* voltige avec ses congénères *Gorge* et *Manto* sur la mer de pierres, où elle est fort difficile à prendre.

De temps en temps l'*Argynnis Pales* passe à tire d'aile et quelquefois on peut trouver de jolies Psyché, dont les fourreaux sont suspendus aux rochers, et la rare *Emydia Rippertii*, charmante espèce pyrénéenne.

Enfin, on approche de la cheminée du Canigou. Encore un effort, on est au sommet; la plate-forme est peu large; cependant des insectes l'habitent encore. La blanche *Pieris Callidice* y vole avec *Vanessa Urticœ* qu'on est étonné de voir à cette grande hauteur, et les pierres servent d'abri à de

2

curieux Coléoptères *Dichotrachelus Linderi* et *Verrucosus* et *Amara Pyrenœa*.

Mais, ailleurs encore, que de bonnes chasses à faire! Combien de trésors entomologiques récèlent les environs de Py et de Sahorre! le Pla-Guilhem, Casteill, etc., etc. Puis la Cerdagne est tout près. A quelques heures de marche du Vernet se trouve Mont-Louis, place forte bâtie à 1600 mètres d'altitude. La célèbre vallée d'Eyna, Cambralesdas, le Pic de Carlitte sont la patrie des Carabus Cristophori, Punctato-Auratus, et d'une foule d'espèces rares ou à découvrir. De tous côtés la récolte peut être fructueuse, et l'entomologiste n'a jamais à regretter ni son temps, ni sa peine, s'il vient explorer ces pittoresques régions.

Une seule fois, les *Feronia grandicollis, platyptera* et *jugicola*, le *Cymendis canigoulensis* ont été rencontrés par un heureux explorateur.

Si le Vernet offre un vaste champ de recherches à l'entomologiste, il n'en présente pas un moins grand au malacologiste. Sa configuration et celle de ses environs, la nature si diverse de son sol, la différence si grande de hauteur des régions qui l'entourent, et surtout sa température exceptionnelle, devaient en faire un lieu de prédilection pour les mollusques. — Companyo, dans son *histoire naturelle des Pyrénées-Orientales*, porte au chiffre de cent quarante-cinq le nombre des espèces terrestres et fluviatiles qui habitent le département (1). On peut affirmer que la plupart des espèces énumérées par cet auteur se rencontrent à Vernet ou dans ses alentours. Notons que des découvertes quotidiennes viennent augmenter le chiffre de cette liste spécifique déjà si considérable.

Outre une faune malacologique qui lui est commune avec les départements méridionaux de la France, on trouve à Vernet des mollusques propres à toute la chaîne des Pyrénées et quelques-uns qui sont l'apanage particulier des Pyrénées-Orientales.

En premier lieu, nous citerons l'*Helix Pyrenaïca*, *Drap.*, qui semble avoir élu domicile autour du Canigou; à une plus grande hauteur, sur la même montagne, habitent l'*Helix Cornea, Drap., var., squammatina* et l'*Helix Desmolensi, Far.*, qui constitue une espèce distincte et spéciale au lieu où nous l'indiquons.

Le Canigou et la chaîne des Albères ont le privilège de réunir les mollusques les plus remarquables de la contrée. — N'est-ce pas à Saint-Martin du Canigou que l'on rencontre la *Testacella Campanyoi, Dup.*, rapportée à titre de variété par Moquin-Tandon, à la *Testacella haliotidea, Drap.* — N'est-ce

---

(1) Parmi elle, figurent trois ou quatre espèces qui ont été naturalisées dans les Pyrénées-Orientales.

pas sur le même pic que l'on trouve les espèces de *Vitrine*, propres aux régions montagneuses, rares même dans les Alpes françaises?

Dans ces mêmes lieux frapperont les regards de l'amateur deux charmantes variétés de l'*Helix splendida, Drap.* (var. *Penchinatia et roseo-pabiata,* Moq.).

Enfin, c'est sur les Albères que l'*Helix Companyoi, Aler.*, a établi sa demeure.

Dans ses excursions, le naturaliste recueillera l'*Helix rangiana, Desh.*, et une variété assez rare (var. *fucescens*) de l'*Helix strigella, Dr.* Il sera certainement frappé de trouver en aussi grande abondance la *Pupa megacheilos* et la *Pupa Farinesi, Des Moul.*, compagne inséparable; ces deux espèces, en effet, sont plus répandues aux environs du Vernet que dans aucun autre point de la chaîne des Pyrénées.

Le genre *Pupa* est très-richement représenté dans la région. Outre quelques espèces qui lui sont communes avec d'autres contrées de la France, le pays est habité par presque tous les *Maillots* propres au réseau pyrénéen (*Pupa pyrenœaria, Boub.*; *Pupa secale, Dr.*, var. *Boileausiana*; *Pupa clausilioides, Boub.*; *P. affinis. Rossm.*, etc.).

Le *Pomatias Partioti, Moq.*, qui n'avait été recueilli que dans la vallée de Gavarnie et au pied du Vignemale, se rencontre aussi dans le département.

N'oublions pas de signaler à l'amateur deux co-
quilles précieuses : nous voulons parler de l'*Unio
Aleroni, Comp. et Massot*, et de l'*Acme Simoniana,
Moq.* La première, qui a été confondue avec l'*Unio
Requienii*, est, suivant M. Bourguignat, une espèce
exclusivement hispanique. Cette espèce si remarquable, qui se trouve dans les alluvions de certaines
rivières du midi de la France, a été recueillie vivante
par le docteur Paul Massot, *dans la source de Fou-
radade*, près de Tantavel, et doit sûrement se rencontrer dans d'autres cours d'eau des Pyrénées-
Orientales, si tant est qu'elle soit fluviatile.

Enfin nous ne terminerons pas cette courte note
sur les mollusques du Vernet sans dire que bien des
découvertes restent encore à faire dans ce pays privi-
légié.

La flore de Vernet n'est pas moins variée que sa
faune. Du fond de la vallée de Vernet au sommet du
Canigou, à 2,785 mètres au-dessus du niveau de la
mer, on retrouve disséminées à différentes hauteurs
sur la montagne les espèces les plus variées. A chaque
altitude correspondent des espèces diverses, depuis les espèces des plaines du Roussillon jusqu'aux plantes alpines, qui ne se développent que
près des neiges éternelles.

Je ne puis citer ici la liste complète de toutes les plantes que le botaniste pourra recueillir à Vernet et dans ses environs. L'herbier donné par M. Jonquet au jardin botanique de la Faculté de médecine de Montpellier en renferme de trois à quatre cents espèces.

Les plantes les plus remarquables, celles qui attireront l'attention du botaniste dans ses herborisations dans la vallée de Vernet et au Canigou sont : le *Delphinium elatum* et le *Papaver pyrenaïcum*, l'*Alyssum pyrenaïcum*; différentes espèces de *Dianthus*, entre autres le *Dianthus superbus*, la *rosa pyrenaïca*, la *Valériane* et la *Gentiane des Pyrénées*, l'*Aconit napel*, le *Digitale à petites fleurs*, l'*Arnica des Montagnes*; plusieurs espèces très-curieuses de violettes : la *Viola Cornuta, Cenisia* et *Biflora*, le *Dictomus albus*, l'*Iris Xyphoïdes*.

On trouve encore plusieurs espèces très-curieuses d'*Anémones*, telles que *Narcissiflora* et *Halleri*, recueillies par M. Jonquet au roc de l'Isard avec plusieurs genres d'*Iberis*. Tous les touristes qui font l'ascension du Canigou au mois de juillet sont émerveillés de la vue si pittoresque que présente la montagne à mille et quinze cents mètres au-dessus du niveau de la mer. Les belles fleurs du *Rhododendron ferruginosum* sont tellement nombreuses qu'elles

couvrent la montagne sur une très-grande étendue de
terrain. A côté du Rhododendron et de loin en loin,
on peut cueillir les jolies fleurs du *lys Martagon*.

En approchant du sommet de la montagne, la
végétation devient de moins en moins riche; on ne
trouve plus que quelques plantes de petite taille, à
fleurs grêles; on y cueille encore les *Renoncules
glaciales*. Dans la cheminée du Canigou, à quelques
mètres du sommet, à 2,780 mètres au-dessus du
niveau de la mer, on peut encore trouver quelques
plantes intéressantes, entre autres la *Potentilla
nivalis* de Lapeyrouse et l'*Artemisia mutellina* de
Linnée.

Enfin le géologue trouvera, comme sujet d'étude,
la constitution géologique de la vallée de Vernet.
M. le professeur Martins, le savant naturaliste de la
Faculté de médecine de Montpellier, a communiqué
à l'Académie des sciences et lettres de Montpellier
une note sur les fausses moraines de la vallée
de Vernet et sur ses terrains glaciers. Il a, pour
ainsi dire, reconstitué toute l'histoire géologique
de la vallée depuis l'époque glacière jusqu'à aujourd'hui; il y décrit le glacier de Vernet et ses
affluents. Il explique ainsi le transport de blocs
granitiques et de blocs erratiques de quartz jusque
près de la gorge de Villefranche.

« A Vernet, le géologue et le minéralogiste, dit
» Anglada, trouvent largement à observer et à colléger ;
» le calcaire primitif sous des formes variées, des
» stéatites, des roches serpentineuses ou magnésiennes
» très-diversifiées, le beau feldspath bleu du Canigou
» abondent dans le voisinage. C'est aux portes mêmes
» de l'établissement thermal que j'ai rencontré
» d'énormes blocs d'une baryte sulfatée à laquelle
» sa texture grenue imprime un aspect peu commun
» dans cette espèce minérale.

» Non loin de Vernet on trouve le marbre saccha-
» roïde ou statuaire de Py et de Sahorre, les mines
» de cuivre de Canaveilles. »

Je n'ai pu qu'esquisser rapidement quelques points
intéressants de la topographie de Vernet. Dans ce
rapide résumé, je n'ai pu indiquer que quelques
particularités intéressantes de sa faune et de sa flore.
Les baigneurs pourront y trouver des éléments de
distraction et d'étude qui rendront pour eux le séjour
aux eaux minérales plus agréable.

Je dois, en terminant, remercier bien vivement
MM. Charles et René Oberthur des renseignements
qu'ils ont bien voulu me communiquer sur les Lépidoptères et les Coléoptères de Vernet.

Entomologistes infatigables, ils ont exploré Vernet
et ses environs jusqu'aux cimes les plus élevées du

Canigou ; j'ai partagé quelques-unes de leurs chasses et j'ai conservé le meilleur souvenir de léur trop court séjour aux thermes Mercader. Je dois aussi des remerciements à mon excellent ami Ernest Dubreil, pour quelques notes qu'il a bien voulu me fournir pour la Malacologie de Vernet. Sa compétence bien connue en pareille matière m'a été de la plus grande utilité.

CHAPITRE II

Ressources thermales de l'établissement Mercader

Les thermes Mercader réunissent aux conditions climatériques les plus favorables comme station médicale d'été, des eaux minérales sulfurées sodiques, qui peuvent rivaliser avec celles des stations les plus importantes des Pyrénées.

Les sources thermo-minérales de l'établissement Mercader sont au nombre de six. Deux sources sont employées seulement en boisson : la buvette de Santé et la Bienfaisante–Adélaïde.

Quatre sources alimentent les bains : la source de la Providence, la source du Chemin-de-Casteil, la nouvelle source des Ménages et la source Ursule. Cette dernière source est employée en douches ; elle est en partie dirigée au salon d'inhalation et de pulvérisation.

BUVETTES.

Buvette de Santé.

La buvette de Santé coule dans le jardin à gauche de l'allée qui va du Grand-Hôtel à l'établissement des Ménages ; sa température est de 37°. Elle est douce et onctueuse au toucher ; elle laisse déposer, dans le réservoir où elle coule, de nombreux flocons blanchâtres de glairine ; en la buvant, on voit dans le verre se dégager une foule de petites bulles de gaz. L'analyse chimique a démontré que ce gaz n'est autre chose que de l'azote qui était en dissolution dans l'eau minérale. L'eau de la buvette de Santé a le goût caractéristique des eaux sulfureuses ; elle laisse quand on la boit un arrière-goût de douceur ; les malades la tolèrent très-facilement, même à des doses assez élevées. On la boit à la température d'émergence, soit seule, soit additionnée de lait ou de différents sirops.

Buvette de Santé, température 37°.

Sulfure de sodium............	0,049
Chlorure de sodium........	
Sel de potasse.............	
Sulfate de soude..........	
Carbonate terreux.........	0,2651
Silicates { de soude........	
{ d'alumine.......	
Indices de fer.............	
Iodure alcalin.............	
Matière organique..........	indéterminé.
TOTAL.....	0,2700

Cette source est identique, comme composition chimique, avec la source de la Providence, dont elle paraît être une ramification.

Source Bienfaisante-Adélaïde.

La Bienfaisante-Adélaïde coule dans la galerie couverte des bains de la source Ursule. Cette galerie est attenante à l'hôtel; les malades peuvent aller boire à cette buvette sans sortir.

Bienfaisante-Adélaïde.

Sulfure de sodium............	0,0129
Chlorure de sodium.........	
Sel de potasse.............	
Sulfate de soude...........	
Carbonate terreux..........	0,2371
Silicates { de soude........ d'alumine........	
Indices de fer.............	
Iodure alcalin..............	
Matière organique..........	indéterminé
TOTAL......	0,2500

Cette source est une ramification de la source Ursule; la composition chimique de ces deux sources est identique.

Pour les deux buvettes, les doses d'abord prescrites aux malades sont : un quart de verre, un demi-verre; on ne dépasse jamais trois verres dans la journée.

La source de la Bienfaisante-Adélaïde est moins excitante que celle de la buvette de Santé; elle est moins chargée en principes sulfureux. Quelques malades doivent se borner à boire à la source de la Bienfaisante-Adélaïde. Le plus souvent on se trouve bien de faire boire d'abord de l'eau de la source de la Bienfaisante-Adélaïde avant de prescrire l'eau de la buvette de Santé.

Les malades qui craignent de boire l'eau minérale seule peuvent la mélanger par moitié, par tiers avec du lait; on peut encore la couper avec différents sirops.

ÉTABLISSEMENT DES MÉNAGES.

Source du Chemin-de-Casteil et source de la Providence.

La source du Chemin-de-Casteil et la source de la Providence sont exclusivement destinées aux bains de l'établissement des Ménages.

L'analyse chimique a démontré l'identité presque complète de composition chimique de ces deux sources. Voici l'analyse qui en a été faite par M. Bouis :

1000 gr. D'EAU RENFERMENT :

Sulfure de sodium............... 0,0413
Glairine....................... 0,0140
Chlorure de sodium............. 0,0151
Silice......................... 0,0490
Carbonate de soude............. 0,1049
Carbonate de potasse........... 0,0093
Sulfate de soude............... 0,0183
Sulfate de chaux..............⎱
Carbonate de chaux............⎰ 0,0050
Carbonate de magnésie.........
Alumine, traces de fer......... 0,0010

TOTAL,.......... 0,2579

Une analyse plus récente de M. Buran a démontré dans ces sources la présence du brôme et d'une certaine quantité d'iode à l'état d'iodure de potassium.

Voici le rapport de M. Buran, ingénieur-chimiste, adressé le 1ᵉʳ mars 1853 à M. Mercader :

J'ai reconnu que ces eaux renferment une certaine quantité d'iode à l'état d'iodure de potassium. J'ai cru y reconnaître aussi la présence du brôme, et j'ai constaté que la silice qu'elles contiennent s'y trouve à l'état de silicate de sodium.

Voici l'analyse particulière de celle que vous avez plus particulièrement signalée à mon attention, et qui, je crois, peut jouer un rôle important comme médicament interne.

SUR 1,000 GRAMMES D'EAU EMPLOYÉE.

Carbonate de sodium.....................	0,0910
Id. de potassium..................	0,0100
Id. de magnésie..................	0,0020
Id. de calcium..................	0,0015
Chlorure de sodium.....................	0,0160
Sulfure de sodium.....................	0,0420
Sulfite de sodium.....................	0,0050
Sulfate de magnésium..................	0,0035
Sulfate de sodium.....................	0,0225
Sulfate de calcium.....................	0,0010
Silicate de sodium.....................	0,0620
Alumine.....................	0,0010
Glairine.....................	0,0150
Iodure de potassium.....................	0,0001
TOTAL...........	0,2726

Plus, des traces de fer, de brôme, dont on ne pourrait déterminer rigoureusement les proportions qu'en réitérant les expériences et opérant sur une plus forte quantité que celle que j'ai eue à ma disposition.

La présence bien certaine, quoique minime, de l'iode dans ces eaux sulfureuses est un fait important, remarquable et utile, qui doit attirer l'attention des médecins, et qui, à mon avis, peut leur faire jouer un rôle important comme médicament interne.

J'ai observé qu'en général, les eaux de votre établissement ne se troublent pas en bouteille et se conservent parfaitement, sans altération.

BURAN,
Ingénieur-chimiste.

La source du Chemin-de-Casteil diffère de la source de la Providence par sa température moins élevée.

Voici un tableau comparatif de la température de ces deux sources prise aux baignoires :

Source de la Providence, 39°, temp. d'émergence.

Bain au cabinet N° 1..... temp. 37°
Bain au cabinet N° 6..... — 36° 1/2
Bain au cabinet N° 10.... — 36°

Source de Casteil, 36°, temp. d'émergence.

Bain au cabinet N° 10.... temp. 35°
Bain au cabinet N° 6..... — 34° 1/2
Bain au cabinet N° 1..... — 34°

On mélange le plus souvent l'eau de ces deux sources pour obtenir différents degrés de température pour les bains. C'est là ce qui permet d'employer l'eau minérale sulfureuse avec toute sa chaleur naturelle, avec toutes ses propriétés chimiques et physiques. Les établissements qui ont des sources sulfureuses trop chaudes laissent l'eau minérale se refroidir, soit à l'air libre, soit dans des réservoirs. Cette eau perd sa chaleur naturelle et laisse évaporer les gaz qu'elle tient en dissolution. Les principes sulfureux, par le refroidissement et le contact avec l'air atmosphérique, se transforment. Les sources de Casteil et de la Providence ne présentent pas cet inconvénient; elles sont très-précieuses pour l'établissement Mercader; elles ont le grand avantage de pouvoir être données en bains avec toute leur chaleur naturelle.

L'eau minérale de la source de la Providence et de la source du Chemin-de-Casteil se rend dans l'établissement des Ménages, à dix cabinets de bains.

Toutes les baignoires sont en marbre blanc. Deux tuyaux munis de robinets, placés au-dessus des baignoires, amènent l'eau de la source de Casteil et de l'eau minérale refroidie qui vient d'un réservoir où se déverse le trop plein des réservoirs des sources de Casteil et de la Providence.

L'eau de la source de Casteil parcourt les cabinets du n° 10 au n° 1, de l'ouest à l'est. Les baignoires sont alimentées par un troisième tuyau, qui est au niveau du sol et dont le robinet est au bas de la baignoire.

Cette disposition permet de remplir les baignoires par le fond pour les bains de la source de la Providence. La source de la Providence arrive de sa galerie souterraine au cabinet n° 1 des Ménages ; elle va de l'est à l'ouest, en sens inverse de la source de Casteil, du cabinet n° 1 au cabinet n° 10.

ÉTABLISSEMENT DE LA SOURCE URSULE.

SOURCE URSULE.

Bains et Douches.

La source Ursule est la plus chaude de l'établissement Mercader ; sa température est de 42° ; elle est moins chargée que les deux autres en principes sulfureux.

Voici l'analyse qu'en a donnée M. Ossian Henri :

POUR 1000 GR. D'EAU :

Sulfure de sodium............	0,0129
Chlorure de sodium..........	dominé
Sel de potasse.,............	
Sulfate de soude............	
Carbonate terreux...........	0,2371
Silicate { de soude.......... d'alumine.........	
Indices de fer..............	
Iodure alcalin..............	
Matière organique...........	indéterminé
TOTAL.......	0,2500

Cette source alimente les bains de l'hôtel et les douches; elle est aussi en partie dirigée vers le salon d'inhalation.

L'établissement de la source Ursule communique avec l'hôtel; les malades peuvent y prendre leur bain, leur douche; ils peuvent aller au salon d'inhalation et de pulvérisation sans sortir.

Quatre cabinets de bains sont alimentés par la source Ursule. Les baignoires sont en marbre blanc et reçoivent l'eau minérale par leur fond, comme à l'établissement des Ménages.

Deux de ces cabinets sont disposés pour doucher les malades dans les baignoires.

La nouvelle source, découverte récemment derrière l'établissement des Ménages, vient d'être dirigée vers les baignoires de l'établissement de la source Ursule. On pourra donc y administrer à volonté les bains de l'une ou de l'autre de ces deux sources.

Une salle de douches vient d'être nouvellement installée; elle peut suffire à toutes les exigences de l'hydrothérapie thermale. On y donne des douches de tous genres : douche en pluie, douche en nappe, douche en lames, douche en jet, douche écossaise, douche en arrosoir, douche en cercle, douche ascendante, douche utérine, bain de siége à eau courante.

Par une heureuse disposition, on a amené dans la salle de l'hydrothérapie thermale de l'eau froide qui peut être administrée en douches concurremment ou alternativement avec les douches sulfureuses chaudes.

En outre, cette source peut servir dans certains cas à mitiger et la température et l'activité des principes sulfureux de la source Ursule.

Cette heureuse combinaison est de la plus grande importance, elle rend les plus grands services pour la cure thermale dans un très-grand nombre de cas.

Inhalation, Pulvérisation.

La source Ursule est, en outre, utilisée pour le humage, l'inhalation et la pulvérisation, dans un salon placé au rez-de-chaussée, près de la source Ursule. L'eau minérale, en tombant d'une certaine hauteur sur une colonne placée au centre d'un réservoir, se brise et laisse se dégager une partie de ses principes sulfureux, en même temps que de la vapeur d'eau. Un chapiteau à plusieurs bouches, placé au-dessus du réservoir, permet aux malades de humer la vapeur sulfureuse au moment où elle sort. Du réservoir, les vapeurs sulfureuses s'échappent dans le salon d'inhalation.

Une bonne ventilation peut à volonté modérer la chaleur et mitiger la vapeur sulfureuse.

Un compartiment du salon est destiné à la pulvérisation. Un appareil de M. Mathieu pulvérise à volonté l'eau des sources Ursule, de la Providence, de la buvette de Santé.

Les ressources balnéothérapiques de l'établissement peuvent se résumer ainsi :

Deux buvettes, la buvette de Santé et la buvette de la Bienfaisante-Adélaïde ;

Deux établissements de bains : l'établissement des Ménages, alimenté par deux sources : la source du Chemin-de-Casteil et la source de la Providence ; l'établissement de la source Ursule, alimenté par deux sources.

Outre les bains, cet établissement renferme des douches dans les baignoires,

Un cabinet spécial pour les douches,

Un salon d'inhalation et de humage,

Un salon de pulvérisation.

CHAPITRE III

Des effets physiologiques de l'eau minérale des thermes Mercader en boisson, douche, inhalation, pulvérisation, bains.

Je viens d'indiquer rapidement, dans le chapitre qui précède, la température, la composition chimique et les usages divers auxquels on utilisait les différentes sources de l'Établissement Mercader.

J'ai montré toutes les ressources balnéothérapiques de cet établissement thermal.

Nous avons vu que l'eau minérale sulfureuse s'administre sous différentes formes, en boisson, en douches, en bains, en inhalation à l'état de vapeurs et de gaz, sous forme de poussière très-fine. Je vais maintenant résumer rapidement les effets physiologiques et les applications thérapeutiques de chacun de ces moyens.

L'eau minérale, employée sous forme de boisson, pénètre rapidement dans la circulation ; la muqueuse digestive, où se fait l'absorption, bénéficie du contact immédiat et peut-être de l'effet thérapeutique direct des principes sulfureux.

Le soufre, absorbé en combinaisons diverses et sous différentes formes, est transporté avec le sang vers les principaux organes de sécrétion. Les sécrétions rénales, les glandes de la peau, permettent au soufre de s'éliminer au dehors par les urines ou par les sueurs, l'exhalation pulmonaire constitue une autre voie d'élimination encore plus importante.

Il est probable que les principes sulfureux agissent surtout dans la cure par l'eau minérale en boisson, au moment où le principe sulfureux s'élimine de la circulation, soit par la respiration, soit par les sécrétions urinaires ou cutanées.

De là on peut comprendre l'action thérapeutique incontestable de ces eaux sur les voies respiratoires, sur les organes génito-urinaires et sur la peau.

Trois années d'observations à Vernet m'ont permis de constater sur un nombre très considérable de malades les effets physiologiques de l'eau minérale prise en boisson. — J'ai constaté que les eaux de la buvette de Santé et de la Bienfaisante-Adélaïde excilaient ordinairement l'appétit; elles sont diurétiques et constipent quelquefois.

Le pouls se relève, il a plus de fréquence; une légère rougeur, un peu de moiteur à la peau témoignent de l'activité plus grande de la circulation.

Sur beaucoup de malades, l'expectoration est d'abord plus abondante; puis elle se modifie, elle devient moins épaisse, elle tend à disparaître.

Les fonctions du système nerveux sont ordinairement surexcitées. On observe un peu d'insomnie avec agitation, dans les premiers jours du traitement.

En résumé, l'action générale et physiologique des eaux sulfureuses de Vernet, prises en boisson, est une excitation des principales fonctions de l'organisme, circulation, digestion, système nerveux. - Cette excitation est légère si l'on administre les eaux de la buvette de la Bienfaisante-Adélaïde et à petite dose; elle est plus considérable si l'on a recours à la buvette de Santé.

L'action physiologique fait pressentir l'action thérapeutique. Ce sera une action excitante et tonique générale, et quelquefois une action excitante spéciale sur les organes atteints de maladies chroniques, une action substitutive.

Douches.

La source Ursule est seule utilisée pour les douches; sa température est de 42°.

Par sa température, par sa force de projection et de percussion sur la surface cutanée; enfin par les principes minéraux qu'elle renferme, administrée en douches, elle produit sur la peau une rougeur locale assez intense et assez persistante.

La circulation est activée localement sur le point douché, la sensibilité cutanée est excitée; si la douche porte sur une assez grande étendue du tégument externe, elle déterminera, outre l'action locale, une excitation générale de la circulation, de la respiration, des fonctions, du système nerveux.

On emploie, souvent pendant la médication thermale, surtout chez les malades atteints de maladies chroniques des voies respiratoires, des douches sur les membres inférieurs. Ces douches sont dérivatives. On les emploie pour détourner les mouvements fluxionnaires qui tendent à congestionner les poumons. On fait un grand usage, dans ce même but, des bains de jambe à une température assez élevée.

On emploie la douche sulfureuse locale pour modifier la vitalité des tissus dans les engorgements chroniques des articulations, pour réveiller la nutrition languissante d'un membre en voie d'atrophie,

enfin pour exciter localement la circulation et réveiller la sensibilité. La douche générale est essentiellement tonique, excitante ; elle a son indication dans
les cas d'atonie, de lymphatisme exagéré, d'anémie.
Elle tend à réveiller l'activité générale de l'organisme dans les grandes fonctions de sensibilité et de
nutrition.

Je ne puis faire ici une étude détaillée de l'action
des douches dans les différentes maladies qui sont
soumises au traitement hydro-minéral. On obtient
avec les douches de la source Ursule une action tonique excitante, qui peut être facilement constatée
dès les premiers jours du traitement. Les malades
accusent un peu d'insomnie, le pouls est un peu plus
fréquent. L'affection chronique tend quelquefois à
passer à l'état aigu, et c'est là ordinairement l'in-
dice d'un excellent effet thérapeutique. J'ai ainsi ob-
tenu, après quelques alternatives d'exacerbations,
de nombreux succès chez des malades atteints de
catarrhes chroniques de la vessie, de rhumatismes
atoniques ; chez des scrofuleux, avec des manifestations variées et plus ou moins avancées de la diathèse.

Inhalation, Pulvérisation.

L'inhalation et le humage ont pour but de faciliter
l'absorption directe, par la muqueuse pulmonaire,
des principes gazeux des eaux minérales. C'est aussi

la source Ursule qui sert aux inhalations. Les malades font de l'inhalation en respirant un temps plus ou moins long dans un salon où se dégagent des vapeurs sulfureuses. Le humage consiste dans de fortes ins- pirations faites au devant des bouches de vapeur, dans le salon d'inhalation.

L'effet que j'ai le plus souvent observé par l'inha- lation, c'est la diminution de la toux, la disparition ou tout au moins l'amoindrissement de l'oppression. L'expectoration devient plus facile, la respiration plus libre. J'ai vu souvent cesser ainsi les picotements de la muqueuse laryngienne, dans certains cas de laryn- gite chronique rebelle.

La pulvérisation détermine la pénétration de l'eau minérale, à l'état de division extrême, sur la mu- queuse des voies respiratoires.

L'eau minérale pulvérisée, quelle que soit sa tem- pérature dans l'appareil, se refroidit en se divisant au contact de l'air. C'est une espèce de brouillard de vapeur sulfureuse que les malades aspirent. Les ma- lades, au début, sont peu habiles à respirer devant l'appareil de pulvérisation. Les goutelettes d'eau qui arrivent jusque sur la muqueuse si sensible de l'ouver- ture supérieure du larynx provoquent quelquefois de la toux. C'est surtout dans les affections du pharynx et du larynx que les malades se trouvent bien de la pulvé- risation. La présence de granulation, d'ulcération, d'inflammation chronique avec hypérémie et hypersécrétion des glandes constitue des indications de ce mode d'administration de l'eau sulfureuse. Les muqueuses du pharynx et du larynx sont, pour ainsi dire, plongées dans un bain d'eau sulfureuse qui se condense à leur surface et ruisselle sur leurs parois. L'eau sulfureuse se condense en grande partie sur le pharynx; pourtant l'air que la respiration entraîne dans le larynx est encore chargé d'eau minérale en vapeur, en brouillard. Sous cette forme, l'eau minérale peut être tolérée par la muqueuse du larynx. En outre, la pulvérisation, en divisant l'eau minérale, met en liberté les gaz qu'elle tient en dissolution et provoque la mise en liberté des principes sulfureux. Sous forme d'acide sulfhydrique, ces gaz, amenés par la respiration dans les vésicules pulmonaires, après avoir parcouru les bronches, vont pénétrer dans le sang par double échange gazeux avec l'oxygène de l'atmosphère.

Le poumon pourra donc servir comme voie d'absorption aux principes sulfureux de l'eau minérale.

Sous l'influence de la pulvérisation, on voit diminuer l'hyperémie de la muqueuse, et les sécrétions changent de nature; elles sont moins jaunâtres, moins épaisses. La pulvérisation diminue souvent les douleurs vives et persistantes qui accompagnent presque toujours les maladies du larynx.

Bains

Quatre sources, à température et à sulfuration différentes, peuvent être données en bain :

La source Ursule, qui est la plus chaude, est la moins sulfureuse : elle contient 0,0129 de sulfure de sodium. La source de Casteil est moins excitante que la source de la Providence. Nous avons vu que ces sources contiennent 0,0420 de sulfure de sodium, c'est-à-dire autant que les sources les plus chargées de Baréges — le Tambour (temp. 45°, sulfure de sodium 0,0474) — et un grand nombre de sources de Luchon.

La source Ursule peut être rapprochée de la source de Mahourat, à Cauterets (temp. 50°, sulfure de sodium 0,0135); source Ursule (temp. 42°, 0,0129 sulfure de sodium). Les sources de Vernet présentent cet avantage sur les sources avec lesquelles je viens de les comparer : c'est qu'avec une sulfuration égale, elles se trouvent à la température normale du bain. L'eau minérale passe directement de la source dans les baignoires, avec sa chaleur naturelle; par conséquent, sans décomposition chimique, sans perte de gaz.

Dans le bain, l'eau minérale est très-douce et très-onctueuse au toucher; elle laisse à la peau l'impression d'une eau savonneuse; du reste, elle ren-

ferme uné forte proportion de carbonate de soude,
qui rend le bain alcalin.

De nombreuses petites bulles de gaz se dégagent
de tous côtés à la surface du corps; l'eau minérale
blanchit un peu dans la baignoire. Dans le bain, on
éprouve une sensation générale de bien-être qui tient
à l'impression essentiellement douce de l'eau minérale sur la peau. La glairine que l'eau minérale
renferme tempère l'action excitante du sulfure de
sodium.

Pendant le bain, on peut constater une accéléra-
tion de la circulation; le pouls est plus fréquent, la
face plus colorée. Si le bain se prolonge, le malade
a des bouffées de chaleur; quelquefois, de légers
picotements sur toute la peau mettent en évi-
dence l'action directe du bain sur la sensibilité
cutanée.

Il est rare que les malades ne soient pas un peu
éprouvés par les premiers bains: l'excitation générale produit l'insomnie; mais bientôt la tolérance
s'établit et le bain est très-bien supporté. Cependant quelques malades éprouvent une légère réaction, bien connue dans la médecine des eaux sous
le nom de fièvre thermale. Cette fièvre peut être
même suivie d'une éruption cutanée; chez un
malade, elle avait pris la forme d'une urticaire;
quelquefois c'est une nouvelle manifestation d'une
ancienne affection dartreuse, la réapparition d'une

ancienne syphilide, une éruption furonculeuse. On désigne ces diverses éruptions sous le nom de poussée. L'apparition de la poussée est d'un bon augure pour l'efficacité probable de la médication thermale.

Le bain produit une excitation générale des principales fonctions de l'organisme ; il agit sur la nutrition en suractivant la digestion, la respiration, la circulation ; il agit aussi sur le système nerveux ; il impressionne surtout le système cutané, qu'il excite et tonifie. La peau devient moite, douce et souple. La circulation capillaire s'y fait d'une manière plus active.

Le système cutané devient moins impressionnable aux variations brusques de température. Beaucoup de malades ont constaté, comme résultat d'une saison aux eaux sulfureuses de Vernet, une moins grande impressionnabilité au froid, une tendance moins constante aux rhumes et aux bronchites. Dans les affections cutanées, dartreuses, syphilitiques, le bain a provoqué quelquefois la réapparition d'une nouvelle poussée ; un état chronique est devenu quelquefois un état aigu, au plus grand profit du résultat thérapeutique final. Le traitement sulfureux devient souvent la pierre de touche d'un état diathésique larvé, qui se manifeste quelquefois d'une manière imprévue. La médication sulfureuse devient la pierre de touche de la syphilis, de la dartre.

Ces effets sont souvent observés après la médication thermale à l'établissement Mercader. J'ai pu recueillir pendant la saison d'été, en 1867, plusieurs cas très-intéressants de manifestations cutanées herpétiques chez des malades atteints de maladie chronique des voies respiratoires. L'apparition de l'éruption cutanée a été suivie d'une amélioration considérable de l'état du poumon.

CHAPITRE IV

Application thérapeutique des eaux minérales sulfureuses des thermes Mercader

Je viens d'exposer aussi succinctement que possible les principaux effets physiologiques de l'eau minérale sulfureuse de Vernet, avec les données de l'expérience clinique.

Le problème des applications thérapeutiques qui me reste à résoudre est le plus important.

Applications thérapeutiques générales.

La médication sulfureuse à Vernet est-elle une médication spécifique de la dartre, de la scrofule, de l'arthritis, de la syphilis, de la phthisie?

Je ne le crois pas.

L'étude de l'action physiologique des eaux minérales nous a montré dans la médication thermale sulfureuse un moyen de réveiller l'activité des principales fonctions de l'organisme, d'exciter localement la vitalité des tissus. Elle répond donc à une indication générale que l'on peut rencontrer dans divers états diathésiques. Elle ne guérira peut-être pas la diathèse, mais elle mettra l'organisme dans des conditions plus favorables pour lutter avec la maladie.

M. Léopold Fontan a parfaitement résumé en quelques mots les indications générales et les contreindications de la médication thermale. « Inutile, nuisible même dans les affections chroniques marquées par un certain degré d'excitation, elle sera, au contraire, toujours indiquée dans les affections marquées au coin de la débilité, de la pauvreté du sang, de l'atonie, que cette atonie soit constitutionnelle ou non, générale ou locale. »

La scrofule et ses manifestations variées sur la peau, sur les muqueuses, sur les ganglions, sur les os, est un des états diathésiques où la médication sulfureuse a les plus heureux résultats. L'action tonique générale combat le tempérament lymphatique, l'action tonique locale s'adresse aux différentes manifestations morbides; la vitalité des tissus est heureusement modifiée, la circulation devient plus active, les suppurations abondantes se tarissent, la tendance à la cicatrisation se manifeste.

La dartre et ses manifestations secondaires sur la peau, sur les muqueuses, sur les viscères, constitue un état diathésique contre lequel la médication sul-

3

fureuse a été de tout temps employée, et avec succès.

Le traitement sulfureux détermine chez les dartreux une crise avec exaspération des douleurs, une nouvelle poussée. De nouvelles éruptions s'ajoutent à celles dont le malade était incommodé. Le flux muqueux est plus abondant s'il s'agit d'un écoulement utérin, vaginal, s'il s'agit d'un catarrhe bronchique, d'un catarrhe de vessie; mais bientôt une amélioration succède à cette exaspération momentanée.

La médication sulfureuse devient une médication substitutive, et c'est probablement à ce titre qu'elle guérit les affections dartreuses. La réapparition par le traitement sulfureux d'une maladie cutanée, chez un dartreux atteint d'une affection viscérale, peut encore amener une guérison inespérée dans des maladies essentiellement chroniques atteignant le poumon, l'estomac, l'intestin, la vessie, etc.

Dans les affections diathésiques compliquées d'atonie, de lymphatisme; dans la goutte asthénique; dans le rhumatisme atonique, la médication sulfureuse, à titre d'excitant général et d'excitant local, est évidemment indiquée et réussit souvent.

Dans la syphilis, la médication thermale provoque les manifestations cutanées; elle favorise le traitement, en augmentant la tolérance de l'organisme pour la médication hydrargyrique; elle favorise l'élimination du mercure par les sécrétions cutanées; chez les malades qu'un long traitement a pour ainsi dire saturés; enfin, l'action générale des eaux combat la cachexie syphilitique.

On ne devra pas s'étonner de l'application utile de la médication hydrominérale à des états diathésiques si différents. Chez le scrofuleux, le dartreux, le goutteux, le rhumatisant, le syphilitique, l'action excitante et tonique des eaux sulfureuses sur les grandes fonctions de nutrition est utile pour lutter contre les différents états de faiblesse, de cachexie, de débilitation, sur lesquels semble se greffer la diathèse.

Enfin, quelquefois, la médication sulfureuse rappelle avec avantage certaines maladies cutanées, chez des malades atteints d'affections viscérales chroniques.

L'excitation locale des principes sulfureux sur certains organes ramène à l'état aigu certaines lésions chroniques. L'exacerbation momentanée des symptômes est quelquefois suivie d'une guérison durable : c'est là une action substitutive.

Non seulement le traitement sulfureux agit sur l'état général en excitant la circulation, la respiration, le système nerveux, en provoquant une suractivité dans la nutrition, mais il réagit localement sur différents organes. Le bain porte principalement son action sur la peau. Après le bain, la circulation capillaire est plus active, le sang se porte à la périphérie abandonnant les viscères; en outre, les glandes cutanées fonctionnent mieux, et nul n'ignore quelle importance il faut attacher au rétablissement des fonctions de la peau ; ces fonctions viennent en aide à la respiration ; elles servent en outre à l'épuration du sang ; les sécrétions des glandes sudoripares concourent au même but que les sécrétions des glandes rénales ; leur importance dans l'organisme est considérable. L'action directe de l'eau sulfureuse modifie les plaies, les ulcères, les éruptions mêmes dans les maladies cutanées, et dans ce cas, c'est une action substitutive, une excitation locale qui modifie les téguments malades.

L'eau sulfureuse en boisson agit sur la muqueuse du tube digestif, pharynx, estomac, etc.; mais cette action n'est pas de très-longue durée, l'eau sulfureuse est promptement absorbée dès son arrivée dans l'estomac ; toutefois, elle excite la sensibilité de la muqueuse, provoque des sécrétions plus abondantes de suc gastrique et favorise par conséquent la digestion. L'eau minérale absorbée doit s'éliminer, soit par l'exhalation pulmonaire, soit par les sécrétions urinaires; l'acide sulfhydrique, produit des transformations, des principes sulfureux, est mis en liberté par le sang dans le poumon; à ce moment, le principe sulfureux peut réagir sur le parenchyme pulmonaire, et en parcourant les bronches, modifier l'état de la muqueuse si une inflammation chronique en a modifié les sécrétions.

Les principes sulfureux éliminés par les sécrétions urinaires peuvent réagir aussi sur le parenchyme du rein, sur les tubes urinifères, et arrivant dans la vessie, réagir encore sur la muqueuse de cet organe. L'urine devient médicamenteuse pour la vessie. Le principe sulfureux provoque, en s'éliminant par le rein, une suractivité de cette glande ; l'eau sulfureuse est diurétique ; en outre, si la vessie est malade, le principe sulfureux, éliminé avec les urines, modifiera la vitalité de la muqueuse, provoquera la résolution d'une inflammation chronique, avec viciation des sécrétions.

Les principes sulfureux de l'eau minérale absorbés dans le bain peuvent s'éliminer comme ceux de l'eau sulfureuse en boisson. Leur action thérapeutique s'effectue comme celle de l'eau minérale prise en boisson.

Il faut tenir le plus grand compte dans l'effet de la médication thermale, de l'absorption des principes sulfureux qui sont mis en liberté dans l'air, soit pendant le bain, soit pendant la douche, soit encore dans le salon spécial d'inhalation. Ces principes sulfureux sont absorbés par le poumon, après avoir parcouru tout l'arbre bronchique ; ils peuvent agir sur toute la muqueuse des voies aériennes et sur le parenchyme pulmonaire. Le sang, chargé de ces principes, les éliminera après les avoir modifiés comme ceux qui lui sont arrivés par les voies de l'absorption cutanée ou intestinale.

Les douches constituent un moyen très-utile de dérivation, et c'est là leur principal emploi à Vernet. Dans les maladies des voies respiratoires, on en fait un fréquent usage pour provoquer une excitation de la circulation dans les membres inférieurs et pour détourner ainsi les mouvements fluxionnaires qui tendent à congestionner d'une manière permanente le parenchyme pulmonaire. La douche provoque une grande suractivité de la circulation cutanée sur le point où elle frappe. Les douches générales sont essentiellement toniques.

Le gargarisme avec l'eau sulfureuse produit une action locale sur la muqueuse pharyngienne et sur l'orifice supérieur du larynx. Cette excitation va même dans certains cas jusqu'à produire une angine thermale.

Le traitement sulfureux s'adresse donc à l'état général et à l'état local; cette double action concourt au résultat thérapeutique complet, en agissant sur la diathèse et les manifestations locales.

Applications thérapeutiques spéciales.

Le traitement sulfureux, aux eaux minérales de Vernet, a de nombreuses indications dans les maladies des voies respiratoires.

Le poumon est le principal organe d'absorption et d'élimination des principes sulfureux. Que l'on use de l'eau minérale, soit en boisson, soit en bain, la plus grande partie des principes sulfureux absorbés viennent s'éliminer dans le poumon. Le poumon sert directement à l'absorption, si les principes sulfureux sont mis en liberté dans l'air; dans l'inhalation, par exemple, dans la pulvérisation, pendant le bain, pendant la douche, le poumon fonctionne et absorbe les principes sulfureux qui se dégagent. Le rôle important du poumon et des voies respiratoires tout entières, dans l'absorption et dans l'élimination des principes sulfureux, rend facile l'application du remède sur l'organe malade dans les maladies des voies respiratoires.

Le traitement sulfureux dans les inflammations chroniques des voies aériennes agit le plus souvent par l'excitation locale, qui se traduit par un flux muqueux plus abondant. A cette excitation momentanée succède une résolution plus ou moins complète de l'inflammation.

Les engorgements pulmonaires disparaissent, la matité est moins étendue, le poumon reprend sa perméabilité: l'excitation de la circulation pulmonaire a provoqué la résorption des produits inflammatoires qui encombraient cet organe.

Le traitement de la phthisie pulmonaire par les eaux minérales sulfureuses a été l'objet de discussions nombreuses à la Société d'hydrologie.

Les conclusions motivées de nos hydrologues les

plus célèbres ont entièrement démontré l'activité du traitement thermal. Le nombre des malades qui accourent en foule, tous les ans, dans toutes les stations des Pyrénées, montre toute la confiance que les médecins et les malades accordent à ce moyen.

Les thermes Mercader, à Vernet, présentent, nous l'avons dit, des conditions climatériques exceptionnellement favorables, qui devraient, à ce seul point de vue, faire choisir cet établissement comme station médicale d'été pour les phthisiques; mais, en outre, le traitement sulfureux s'y fait dans d'excellentes conditions.

Les deux buvettes, l'inhalation, les douches, les bains, permettent de faire subir aux malades un traitement aussi complet que dans les stations les plus en vogue des Pyrénées.

Le traitement s'adresse à l'état général chez certains malades à tempérament mou et lymphatique, chez lesquels la nutrition est languissante, l'hématose incomplète.

Le traitement sulfureux s'adresse aussi aux complications de la phthisie.

L'eau minérale stimule l'appétit des phthisiques.

Les inhalations des vapeurs sulfureuses calment la toux, favorisent l'expectoration. Les inhalations calment aussi le spasme bronchique, l'oppression. Les douches sur les extrémités inférieures sont le plus souvent nécessaires pour lutter contre la tendance aux inflammations, aux congestions du poumon; les bains de jambe, avec l'eau minérale la plus chaude, servent aussi à produire un effet dérivatif analogue.

Les bains généraux sont rarement employés; ils produisent une excitation générale utile chez les sujets éminemment mous et lymphatiques.

Les bains rendent les phthisiques moins impressionnables aux variations atmosphériques; ils s'enrhument moins facilement.

M. le professeur Fonssagrives, dans son admirable ouvrage intitulé : *Thérapeutique de la phthisie pulmonaire*, admet que les eaux sulfureuses peuvent tarir les sécrétions pulmonaires qui épuisent les malades par leur abondance.

« D'ailleurs, dit-il, ce n'est pas là la seule utilité
» des eaux thermales sulfureuses : elles aguerrissent
» la peau contre l'impressionnabilité au froid, et pré-
» viennent, par suite, ces bronchites incessantes qui
» ne créent pas les tubercules, mais qui sont, par
» rapport à eux, ce que serait une bougie allumée
» promenée au milieu de sacs de poudre. De plus,
» par leur action stimulante et tonique à la fois, ces
» eaux relèvent tout le système et produisent cette
» sensation de mieux-être et de force accrue que
» Bordeu désignait par l'expression vive et imagée
» de remontement général. C'est probablement par
» l'intermédiaire de cette dernière action que l'orga-

» nisme est mis dans des conditions qui suspen-
» dent ou affaiblissent la puissance de la diathèse
» tuberculeuse (1). »

La phthisie des lymphatiques et des scrofuleux
est surtout justiciable du traitement hydro-minéral
à Vernet.

Certains malades essentiellement nerveux et irri-
tables, et ils sont nombreux parmi les phthisiques,
doivent prendre des doses d'eau minérale excessivement légères ; en pareil cas, l'inhalation réussit
mieux que l'eau en boisson. On doit s'abstenir des
bains et des douches. Les douches et les bains réussissent, au contraire, dans la forme torpide de la
phthisie.

La fièvre continue, avec exacerbation vers le soir,
est une contre-indication au traitement. La tendance
aux congestions et aux hémoptysies ne permettent
d'user du traitement sulfureux qu'avec la plus grande
prudence.

La diarrhée est encore une contre-indication au
traitement thermal ; ce n'est qu'après un traitement
préalable qui débarrasse les malades de cette com-
plication que l'on pourra leur permettre de faire
usage des eaux.

Pour résumer l'action générale du traitement

---

(1) Fonssagrives, *Thérapeutique de la phthisie pulmonaire*,
1866.

sulfureux dans la phthisie pulmonaire, je citerai encore l'opinion de M. Fonssagrives, si compétent pour tout ce qui concerne la thérapeutique de la phthisie pulmonaire :

« Le traitement hydrosulfureux ne guérit pas la
» phthisie dans le sens absolu du mot, mais il peut
» mettre l'économie dans des conditions telles que
» les productions tuberculeuses ne s'accroissent pas
» et que les périodes spontanées du sommeil de la
» diathèse se prolongent; il modifie ou fait même
» disparaître une expectoration qui impose à l'éco-
» nomie une spoliation fâcheuse; enfin il n'est pas
» improbable, surtout quand on le complète par les
» inhalations, qu'il puisse favoriser la cicatrisation
» des cavernes peu étendues, en tarissant la sécré-
» tion purulente que fournit la membrane pyogéni-
» que qui les tapisse. »

La phthisie pulmonaire est une des maladies chro-
niques qui bénéficie le mieux de la médication thermale. L'observation clinique m'a montré de nombreux succès qui persistent déjà depuis longtemps. Bien des médecins se sont longtemps mépris sur les res-
sources de la thérapeutique contre cette maladie, qu'ils considéraient comme incurable. La maladie, abandonnée à elle-même, s'aggrave en effet de plus en plus. Mais si le médecin intervient en temps op-
portun par une médication énergique et appropriée, le mal peut être enrayé, la maladie suspend ses ra-

vages, et petit à petit on voit disparaître tous les symptômes alarmants qui semblaient devoir entraîner inévitablement la mort du malade.

On ne discute plus aujourd'hui la curabilité de la phthisie pulmonaire. De nombreuses autopsies ont démontré la présence de cavernes cicatrisées chez des vieillards. J'en ai constaté trois cas très-incontestables. En outre, j'ai rencontré chez des vieillards des concrétions calcaires dans le parenchyme pulmonaire, résultat de la transformation crétacée des tubercules. Dans ce cas, le tubercule avait été toléré comme un corps étranger, sans aucune réaction des tissus voisins. Des faits excessivement nombreux aujourd'hui et consignés dans les ouvrages les plus récents sur la phthisie pulmonaire, démontrent que chez un grand nombre de malades, les tubercules pulmonaires ont pu être tolérés et la maladie complétement enrayée. La présence de tubercules dans le poumon, l'existence même de cavernes produites par la fonte purulente des tubercules, n'entraînent point le pronostic de l'incurabilité. Si l'on cherche à se rendre compte de la cause de tous les symptômes si alarmants qui accompagnent la phthisie pulmonaire, on ne doit pas, je crois, les rapporter à l'infection de l'économie par un produit spécifique virulant le tubercule, mais à la réaction que la présence de ce produit détermine dans les tissus voisins. La présence du tubercule dans le poumon détermine dans le

parenchyme pulmonaire environnant de la congestion, de l'inflammation, de l'hépatisation; non seulement la partie du poumon tuberculisé est perdue
pour la respiration, mais la portion hépatisée devient
impropre à cette grande fonction. Le rôle du médecin
consiste principalement à lutter contre cette réaction,
qui est la conséquence de la présence du tubercule dans le poumon. Le traitement dérivatif est
ici indiqué au premier chef. Les douches chaudes
sur les extrémités inférieures détournent le mouvement fluxionnaire qui tend à s'établir du côté des
poumons.

L'imperfection de l'hématose entraîne un affaiblissement général, contre lequel il faut réagir en stimulant l'économie, auquel le stimulant normal, le sang
normalement hématosé, fait défaut. Les fonctions de
nutrition languissent, la stimulation que produit la
médication thermale entraîne promptement une
grande amélioration.

Enfin l'affaiblissement de l'organisme est une des
conditions les plus favorables au développement et à
la propagation des produits tuberculeux. Des expériences sur des animaux permettent d'affirmer que
l'on peut provoquer le développement des tubercules
pulmonaires en mettant les animaux dans les conditions les plus défavorables à la bonne nutrition.

Le traitement thermal stimule la nutrition et met
l'organisme dans une condition plus favorable pour

résister à l'envahissement des produits tuberculeux. Quelle que soit, du reste, l'explication théorique, des faits nombreux viennent tous les jours, à Vernet, nous montrer la curabilité de la phthisie pulmonaire.

Les phthisiques reprennent l'appétit qu'ils avaient perdu ; les sueurs profuses diminuent ; l'expectoration devient moins abondante. Si les tubercules n'ont pas disparu, tout au moins ils sont tolérés par l'organisme. M. le docteur Silhol a publié, en 1852, quelques observations intéressantes de phthisie pulmonaire, améliorée par l'usage des eaux de l'établissement Mercader. Parmi ces observations, j'en ai choisi trois qui m'ont paru très-intéressantes :

PNEUMONITE TUBERCULEUSE ET CARDIOPATHIE.

Mademoiselle B..., de Béziers, vint à Vernet, le 9 juillet, munie d'une consultation de M. le docteur Vergnes, qui avait diagnostiqué une pneumonite tuberculeuse et une cardiopathie. D'une constitution physique assez forte, d'un caractère timide et d'une mobilité nerveuse excessive, Mademoiselle B..., d'ailleurs fatiguée par le voyage, eut dans les premiers temps des nuits agitées et sans sommeil. Une toux fréquente, suivie de l'expectoration de quelques crachats muqueux, et des palpitations de cœur, étaient la cause de cette insomnie. Ce n'est qu'avec hésitation, à cause de l'affection du cœur, et seulement après plusieurs jours de repos, que Mademoiselle B...

fut soumise au traitement par les eaux et vapeurs sulfureuses. L'eau fut administrée en boisson, à la dose d'un demi-verre; dose qui fut bientôt portée à deux verres, un le matin et l'autre le soir. Dans la crainte de produire sur le système sanguin les phénomènes d'excitation qui résultent ordinairement de l'eau sulfureuse en bains et en boisson, nous essayâmes les eaux les plus tempérées. Le premier bain fut très-bien supporté; il fut même pris avec plaisir. Le pouls n'en fut pas sensiblement relevé; il en résulta seulement une transpiration douce et modérée qui dura une demi-heure, pendant laquelle Mademoiselle B... garda le lit. Les bains suivants furent pris, tous les deux jours, avec les mêmes précautions.

Les vapeurs sulfureuses que la malade respirait souvent, toujours à une basse température, firent disparaître la raucité de la voix et calmèrent la toux. Les nuits devinrent successivement meilleures. Enfin, un sommeil réparateur, un appétit plus vif, des digestions plus faciles, relevèrent les forces de Mademoiselle B..., et lui rendirent un bien-être de corps et d'esprit qu'elle avait perdu depuis longtemps. Tel était l'état de cette malade quand elle a quitté le Vernet, après un mois de séjour dans l'établissement Mercader. Mademoiselle B... prenait, d'ordinaire, le sirop de digitale à la dose d'une cuillerée; soir et matin. Elle en a continué l'usage motivé par l'affection du cœur et la prescription de son médecin.

Il sera facile, dans cette observation, de faire la part d'un sirop auquel la malade était depuis longtemps habituée.   Dr SILHOL.

PHTHISIE TUBERCULEUSE.

M. P. B. T., de Barcelone, âgé de 29 ans, arrive à Vernet, à l'établissement Mercader, le 17 juillet, désespérant de recouvrer jamais la santé. *Je sais que je suis perdu*, disait-il ; *je viens me faire enterrer à Vernet, Vernet sera mon tombeau.* Il avait des douleurs dans la poitrine et une toux très-fréquente, surtout pendant la nuit ; elle était suivie de crachats pathognomoniques de la maladie. La percussion et l'auscultation nous fournirent un râle muqueux et une matité peu étendue dans certains points du poumon. Nous eûmes à diagnostiquer une phthisie tuberculeuse. Nous fîmes tous nos efforts pour relever chez ce malade le moral abattu. Une douleur nerveuse très-aiguë, qui s'était montrée plusieurs fois, se fit sentir au bas du thorax, au dessus de la région épigastrique. Elle fut combattue par les calmants et les antispasmodiques. La fièvre était modérée. Nous commençâmes le traitement par les eaux, après quelques jours de repos. L'eau de la *Buvette-de-Santé* fut prise d'abord à la dose d'un demi-verre, coupée avec du lait ; les vapeurs sulfureuses, à une faible température, furent inspirées plusieurs fois par jour, sans que le malade en ressentît la moindre fatigue. L'eau sulfureuse fut portée à un verre, matin et soir. En peu de jours, l'appétit revint, les digestions se firent mieux, les forces augmentèrent au point que le malade put monter à cheval, ce qu'il n'avait pas fait depuis longtemps. Ces changements, qui commencèrent à se manifester pendant la première quinzaine, sous l'influence des eaux, du climat et du régime, le rendirent à l'espérance. Les nuits furent mieux remplies par le sommeil; la toux devint plus rare; les crachats furent moins abondants et simplement muqueux. Cet état s'améliorant de plus en plus, le malade parlait de faire venir à Vernet, pour y passer l'hiver, sa jeune femme et son enfant, encore dans l'âge le plus tendre. L'eau sulfureuse en boisson, le matin et le soir, et coupée avec l'eau de fontaine pendant le repas; plusieurs fois par jour, l'inspiration des vapeurs sulfureuses; le lait d'ânesse et le régime, formaient tout le traitement. Les bains ne furent administrés que comme moyen de propreté. Après deux mois de séjour dans l'établissement, ce malade est reparti, enchanté de l'heureuse amélioration que les eaux avaient apportée dans sa santé.

Nous n'avons pas la prétention de donner à ces observations et à d'autres analogues que nous pourrions citer, plus d'importance qu'elles ne méritent. Toutefois, il nous a paru utile de signaler les heureux résultats que nous avons obtenus. Dʳ SILHOL.

PHTHISIE TUBERCULEUSE, D'ABORD AMÉLIORÉE, PUIS SUCCESSIVEMENT AGGRAVÉE PAR L'EMPLOI DE L'EAU ET DES VAPEURS DE SOURCES DIFFÉRENTES.

M. J. M., fils d'un banquier de Madrid, âgé de vingt ans, était d'un tempérament lymphatique.

Il résulte d'une consultation qui nous fut remise à l'insu du malade, qu'il a été traité d'une phthisie tuberculeuse par les médecins de Madrid et de Barcelone, qui l'ont envoyé à Vernet pour y respirer les vapeurs sulfureuses. Il est inutile d'ajouter ici que les signes stéthoscopiques ont pleinement confirmé le diagnostic des honorables médecins espagnols. Cette maladie comptait déjà deux ans d'existence. Au moment de l'arrivée du malade à Vernet, la toux était continuelle, mais plus intense la nuit que le jour; les crachats étaient muqueux, transparents et mêlés d'un peu de pus grisâtre; l'appétit était faible, les digestions laborieuses; la diarrhée, qui s'était montrée depuis quelque temps, donnait jusqu'à cinq et six selles par jour. Le malade éprouvait de la fatigue et une faiblesse considérable qu'augmentaient encore les sueurs du matin. La diarrhée fut combattue par les opiacés, et ce ne fut que le sixième jour que nous pûmes avoir recours à l'eau sulfureuse en boisson. L'estomac fut d'abord rebelle aux premières doses (un demi-verre); mais bientôt la dose d'un verre, matin et soir, fut très-bien supportée

et le malade put même en faire usage à ses repas,
coupée avec du vin de Bordeaux. Deux bains seulement furent pris dans la première quinzaine; nous
craignions qu'une excitation trop forte en fût le
résultat. Les vapeurs sulfureuses à basse température
furent peu inspirées, par suite de certains travaux
qui empêchaient d'en faire usage. Sous l'influence de
l'eau sulfureuse, prise seulement en boisson, comme
à Bonnes, et pendant un mois et six jours (du 10 juillet
au 16 août), nous vîmes le pouls perdre de sa fréquence, devenir plus plein, plus développé, plus
résistant. Les forces augmentèrent peu à peu; l'appétit, d'abord nul, exigea d'être modéré pendant les
repas, dans la crainte qu'une indigestion ne fît repa-
raître la diarrhée. La toux était presque nulle pendant
le jour; elle avait considérablement diminué pendant
la nuit; le malade faisait de longs sommeils; enfin,
les crachats, moins abondants, étaient rendus avec
facilité, et l'on n'y voyait point de pus tuberculeux.
Telle était l'amélioration remarquable que nous
avions obtenue, lorsque Mme M..., mère de ce malade,
arriva à Vernet. Émerveillée de la haute thermalité
d'autres sources, et suivant de funestes conseils,
Mme M... voulut essayer pour son fils d'une médication
plus active, espérant en retirer de meilleurs effets.
Dans l'intérêt de cette bonne mère, et surtout dans
l'intérêt de cet intéressant jeune homme, nous ne
pûmes nous empêcher de lui dire qu'un traitement

plus actif par les eaux et les vapeurs sulfureuses produirait sur la santé de son fils les plus déplorables résultats. En effet, nos prévisions ne tardèrent pas malheureusement à se réaliser. Après une douche pouvant s'élever à 56° C., dirigée sur les extrémités inférieures, et au sortir d'un salon chaud dont il n'avait pu supporter la température pendant une demi-heure qu'avec efforts, le jeune malade présentait les symptômes d'une surexcitation extrême. Sa figure, ordinairement très-pâle, était alors injectée et ruisselante d'une sueur qui inondait tout son corps; ses yeux étaient brillants et, pour ainsi dire, chassés de leur orbite; la respiration était oppressée, le pouls fréquent et tumultueux.

Il résulta de ce nouveau traitement que les sueurs modérées du matin devinrent copieuses et nocturnes; que la toux se réveilla plus opiniâtre que jamais; que le malade éprouva, pendant la nuit, des oppressions et de l'insomnie. Il ne put conserver sa chambre, qu'il trouvait trop chaude. Il prit possession d'un pavillon isolé, plus aéré et plus frais, où il espérait, mais en vain, trouver du calme et du repos. Enfin, après des essais plusieurs fois renouvelés et toujours suivis des mêmes accidents, Mme M... partit avec son fils plus malade qu'auparavant.

Dr SILHOL.

Je pourrais citer un très-grand nombre d'observations que j'ai recueillies moi-même à l'établissement Mercader et qui prouvent tous les heureux résultats que l'on peut obtenir par l'usage des eaux sulfureuses de cet établissement dans les maladies chroniques des voies respiratoires ; mais je dois me borner ici aux faits les plus intéressants.

M. de X... arrive à Vernet en juillet 1867 ; ce qui me frappe d'abord, c'est une extrême maigreur ; il est pâle ; une petite toux sèche se fait entendre de temps en temps dans la journée ; le matin, l'expectoration est abondante. Tous les soirs, vers neuf heures, le teint devient plus coloré ; le malade sent de la chaleur aux mains et aux joues ; la nuit, il dort très-bien ; mais le matin en se réveillant, M. de X... a des sueurs abondantes.

L'appétit est presque nul ; M. de X... se sent gêné pour respirer ; il a quelques oppressions. Il n'y a jamais eu d'hémoptisie. La percussion me montre à gauche et au sommet de la matité ; à droite et au sommet, une exagération de sonorité dans une étendue assez limitée. L'auscultation me permet d'entendre des râles muqueux à gauche, en avant et en arrière ; au sommet du côté droit, des craquements humides et des râles m'indiquent d'une manière très-évidente la présence d'une caverne pulmonaire.

M. de X... prend tous les jours deux verres d'eau

minérale de la Buvette de santé, une douche de la
source Ursule sur les extrémités inférieures ; en
outre, il passe tous les jours une demi-heure au
salon d'inhalation. Ce traitement fut continué sans
aucune modification pendant 25 jours. Tous les
principaux symptômes ont successivement disparu,
l'appétit a reparu, le mouvement fébrile, les sueurs
nocturnes ne se produisent plus, l'expectoration est
très-peu abondante. M. de X... ne se sent plus
oppressé, la toux a presque entièrement disparu.
Depuis trois ans, cette amélioration ne s'est pas
démentie.

—

M. X... arrive d'Espagne le 15 août 1867, les chaleurs de la canicule l'ont profondément débilité.
Depuis plus d'un mois, le sommeil est devenu
presque impossible, et quand il se réveille, les sueurs
sont si abondantes que le gilet de flanelle, la che-
mise et les draps mêmes sont complétement mouillés;
il y a tous les soirs un mouvement fébrile très-léger;
l'expectoration est très-abondante, la toux fréquente.
M. X... n'a pas d'appétit. Il est complétement abattu;
c'est à peine s'il peut faire quelques pas sans être
essoufflé. L'examen de la poitrine confirme tout
ce que ces symptômes pouvaient faire présager; j'en-
tends des craquements humides au sommet et à
droite quelques râles muqueux; à gauche, de la matité

en haut des deux côtés. M. X... est d'un tempérament lymphatique scrofuleux. Il a eu, étant jeune,
plusieurs manifestations scrofuleuses de l'eczema,
des croûtes à la tête. M. X... est d'abord soumis à
un traitement dérivatif des douches sur les extrémités inférieures, un verre d'eau de la Buvette de
Santé. Depuis son arrivée à Vernet, les sueurs nocturnes diminuent; l'appétit, qui était presque nul,
reparaît peu à peu.

Cette première amélioration, qui fut très-rapide,
doit être en partie attribuée au climat de Vernet.
Beaucoup de phthisiques sont très-incommodés par
les grandes chaleurs de l'été, qui aggravent considérablement leur état. Après leur arrivée à Vernet, leur
sueur devient moins abondante; ils dorment mieux;
ils ont un peu plus d'appétit. Vers la dixième douche,
le mouvement fébrile disparut presque complètement, l'expectoration était moins abondante, le
malade respirait plus facilement, les forces reve-
naient de jour en jour; M. X... pouvait déjà faire
quelques promenades. Le traitement fut prolongé
pendant un mois et demi environ; en diminuant
progressivement la dose d'eau sulfureuse en boisson,
en espaçant les douches par un jour de repos, le
malade continua tous les jours les inhalations de
vapeur sulfureuse.

M. X..., qui était très-pâle, reprit un teint un peu
coloré; l'amélioration obtenue fut très-considérable.

Tous les symptômes de la phthisie avaient peu à peu disparu, la matité était bien moins étendue, la respiration se faisait mieux, les râles avaient presque disparu. En 1868, M. X... est revenu à Vernet plutôt par reconnaissance que par besoin. Il ne tousse plus, il dort bien, jouit d'un excellent appétit et fait des courses très-longues dans les environs de Vernet. Le mal a été positivement enrayé ; il est probable que l'amélioration se soutiendra et que la guérison même sera obtenue.

Ce serait s'exposer à des redites inutiles que d'énumérer successivement tous les succès obtenus par l'usage des eaux des thermes Mercader, dans la phthisie pulmonaire. Le traitement thermal comprend l'usage des eaux en boissons, en douches sur les extrémités inférieures, en inhalations. Si j'ai cité des cas d'amélioration, de guérison probable de la phthisie pulmonaire, je ne dois pas dissimuler que dans les périodes trop avancées de la maladie, le traitement est complétement inutile.

La médication thermale dans la phthisie pulmonaire ne réussit pas toujours ; mais quel est le moyen thérapeutique qui peut jouir d'une sûre efficacité ? Si la médication sulfureuse n'améliore pas dans certains cas l'état des phthisiques, elle ne leur est jamais nuisible si le traitement est convenablement dirigé. La tendance aux hémoptysies, une certaine disposition du système nerveux à la surexcitation, peuvent indiquer certaines modifications dans le traitement.

L'eau sulfureuse est comme un remède, un médicament, qui pas plus que tel ou tel autre remède pris dans une pharmacie, ne peut être administré impunément à toute dose. Et, comme tout remède, la dose doit être proportionnée aux effets à obtenir et aux susceptibilités individuelles. Un malade atteint d'une maladie de la peau pourra quelquefois boire impunément quatre ou cinq verres d'eau minérale; un phthisique prédisposé aux congestions vers le poumon devra se borner quelquefois à un quart de verre, un demi-verre; j'ai vu même certains malades qui ne pouvaient dépasser cette dose sans être exposé à une surexcitation extraordinaire. Il s'agissait là, bien certainement, d'une susceptibilité toute particulière, mais c'est le médecin seul qui peut apprécier, sur les lieux et pendant l'usage des eaux, et la dose à administrer, et l'opportunité de l'augmenter graduellement, dans certains cas, même la nécessité de suspendre tout traitement.

Le catarrhe chronique des bronches, la bronchite chronique, fournissent un très-fort contingent de malades au thermes Mercader, à Vernet; ici les succès sont plus fréquents. M. le docteur Silhol a cité dans sa brochure plusieurs observations que je transcris ici.

CATARRHE PULMONAIRE CHRONIQUE.

M. M..., fabricant de coutellerie à Thiers, âgé d'environ 45 ans, d'un tempérament bilioso-nerveux, avait vu sa santé s'altérer gravement sous l'influence d'un catarrhe pulmonaire chronique, qui donnait lieu à une toux des plus fatigantes et à une abondante expectoration. L'auscultation et la percussion ne nous ont fourni qu'un râle muqueux dans les deux poumons, signe pathognomonique de la maladie. Nous avons conseillé l'eau sulfureuse en boisson, à la dose de deux verres par jour, en bains et en vapeurs. Des douches chaudes ont été dirigées sur les extrémités inférieures, à titre de révulsif. C'est sous l'influence d'un pareil traitement que M. M..... a vu ses forces se relever, la toux devenir plus rare, moins fatigante, l'expectoration, qui d'abord s'était accrue, se fit avec plus de facilité et disparut insensiblement. Enfin, après un traitement qui a duré du 17 juillet au 10 août, ce malade est reparti dans un état de santé parfaite.

M. M...... nous écrit, à la date du 24 avril, qu'il n'a pas, comme les hivers précédents, éprouvé d'affections catarrhales ; qu'il devait ce changement, opéré dans sa santé, aux eaux prises à Vernet, et probablement aussi aux vingt-cinq chopines d'eau sulfureuse qu'il avait bues en octobre. Cette eau avait été puisée aux sources Mercader. Dr SILHOL.

CATARRHE CHRONIQUE.

M. B..., receveur à cheval à O... (Hérault), était atteint, depuis longtemps, d'un catarrhe chronique des plus intenses, pour lequel il avait vainement consulté les médecins les plus distingués. Ce malade avait aussi un engorgement scrofuleux des tuniques et du testicule gauche. Attiré à Vernet par l'espoir d'obtenir un soulagement à l'une et à l'autre affection, M. B... fut soumis à un traitement par les eaux sulfureuses, qui dura dix-huit jours seulement. L'eau fut employée en boisson (trois verres par jour), en bains et vapeurs. Cela put suffire pour amener un changement merveilleux dans l'état catarrhal : la toux était devenue rare, les crachats peu abondants, et le malade se sentait une force et une vigueur inaccoutumées. Le testicule resta ce qu'il était; cela se conçoit fort bien : ces sortes d'affections nécessitent toujours un traitement prolongé pendant plusieurs saisons. M. B..., obligé de reprendre son service, partit avec le regret de n'être pas venu à Vernet, au commencement dn congé que l'administration lui avait accordé.

Je citerai seulement deux observations très-intéressantes que j'ai recueillies moi-même et dans lesquelles les eaux sulfureuses des thermes Mercader ont eu un plein succès.

M. X... tousse depuis deux ans environ, sa toux
de temps en temps augmente, puis diminue d'intensité et de fréquence ; sa toux se manifeste par quintes,
l'expectoration est assez abondante ; les crachats
changent de coloration suivant l'intensité de la toux.
Au moment où M. X... arrive à Vernet, ses crachats
sont jaunes verdâtres, la toux est surtout très-forte
et par quintes le soir ; vers dix heures du soir, quand
le malade se couche, et le matin quand il se réveille,
les quintes se succèdent, l'expectoration est alors
très-abondante ; dans la journée, le malade ne tousse
presque pas. M. X... a beaucoup maigri, il n'a
pas d'appétit, il est oppressé quand il accélère le
pas ou s'il essaie de monter un peu rapidement un
escalier. Comme signes stéthoscopiques, on trouve
des deux côtés et à la base, des râles crépitants
et quelques râles sonores. M. X..... prend deux
verres d'eau minérale de la Buvette de Santé, il
prend alternativement, un jour entr'autres, un bain
de la source de la Providence de trois quarts
d'heure de durée et une douche de dix minutes
sur les extrémités inférieures. Je prescris une friction au gant de crin après le bain et après la
douche. Pour maintenir la réaction, M. X... va se
reposer au lit une heure en venant du bain et de la
douche ; on a soin de lui maintenir les pieds chauds
avec une boule d'eau chaude. Tous les jours, vers
4 heures, M. X... va passer une heure au salon

d'inhalation. Après trois semaines de ce traitement, ce malade a repris un excellent appétit; il ne tousse presque plus, l'expectoration est très-peu abondante, il n'expectore qu'un ou deux crachats muqueux le matin. M. X.... est revenu pendant trois saisons au Vernet; la bronchite chronique a complétement cédé au premier traitement sulfureux, il ne vient plus aux thermes Mercader que pour consolider sa guérison et par reconnaissance. L'hiver qui suivit le traitement thermal, M. X... a résisté au froid, la bronchite n'a pas reparu. Le malade peut être considéré comme complétement guéri. L'auscultation m'a fourni les preuves les plus décisives de la guérison de la bronchite, la respiration est entièrement normale des deux côtés.

Mme X..., âgée de 39 ans, qui habite les environs de Montpellier, est atteinte depuis un an d'une bronchite chronique.

La toux est fréquente, l'expectoration abondante; elle se plaint d'être souvent oppressée, l'appétit est conservé; l'auscultation me montre des râles muqueux et sous-crépitants des deux côtés; la toux se montre quelquefois par quintes et la malade n'est soulagée que quand elle peut expulser un crachat muqueux, épais et jaunâtre.

Mme X... prend tous les jours deux verres d'eau

sulfureuse de la Buvette de Santé et un jour entre
autres un bain et une douche suivis de frictions; tous
les jours, une heure d'inhalation comme dans l'observation précédente. La toux diminue d'abord de fréquence, mais l'expectoration devient plus abondante
et plus facile, les crachats qui étaient d'abord jaunâtres et purulents deviennent purement muqueux.
Mme X... ne souffre plus de ses oppressions. Cette
malade fit un séjour d'un mois à Vernet, la guérison -
semblait complétement assurée, mais l'hiver suivant
la bronchite reparut pendant un mois environ; elle
céda à quelques révulsifs légers et à l'usage de la
tisane de bourgeons de sapins édulcorés de sirop
de tolu. Mme X... est revenue à Vernet pendant la
saison d'été suivante, en 1868; la toux n'a plus
reparu depuis, la malade n'a plus toussé, elle est
tout-à-fait guérie.

Les inflammations chroniques du pharynx et du
larynx, qui s'accompagnent de granulations, d'ulcéra-
tions même, sont encore justiciables des eaux de Vernet.
Dans les inflammations chroniques, la muqueuse est
hyperhémiée douloureuse, manifestant le travail morbide, dont elle est le siège, par des picotements, des
douleurs vagues; souvent l'inflammation chronique
se manifeste par l'hypertrophie des tissus qui envi-
ronnent les glandes, et l'on a l'angine glanduleuse

ou granuleuse ; enfin, d'autres fois, c'est une simple hypersécrétion. Ces inflammations chroniques trouvent
un terrain très-favorable à leur développement et à
leur persistance dans l'existence d'une diathèse herpétique ; d'autres fois, c'est un état morbide conco-
mitant, d'un travail pathologique, qui s'accomplit du
côté des poumons. Je pourrais citer ici de nombreux
exemples de guérisons obtenues par l'eau minérale
en boisson, en gargarisme, par les inhalations et la
pulvérisation, les douches sur les extrémités inférieures, les bains, suivis de frictions. Ces moyens
agissent sur la diathèse herpétique, quand les affections du larynx et du pharynx sont sous sa dépen-
dance, et localement sur la partie malade ; c'est ainsi
qu'agit le gargarisme, l'eau en boisson, les inhalations, la pulvérisation. Enfin, on emploie les bains
et les douches comme moyen révulsif, pour attirer
le sang à la périphérie et suractiver les fonctions
cutanées. L'affluence du sang à la périphérie diminue d'autant la congestion de la muqueuse atteinte
d'inflammation. Enfin la médication thermale réagit
favorablement sur l'état général, sur la nutrition. Je
ne citerai qu'une observation de pharyngite granuleuse comme un des exemples les plus convaincants
de guérison rapide par l'usage des eaux des thermes
Mercader.

Mme X... souffre depuis trois ans de douleurs vives

et persistantes dans la gorge; la voix est ordinairement un peu voilée, mais il arrive assez souvent que la
voix devient complétement rauque. Plusieurs fois
même, Mme X... est restée aphone pendant quelques
jours. Elle crache abondamment, le matin; ses crachats sont épais et consistants; dans la journée,
elle est incommodée par une toux qui n'est pas toujours suivie d'expectoration. Elle a souvent la fausse
sensation d'un corps étranger dont elle cherche vainement à se débarrasser par l'expectoration. Mme X...
a eu plusieurs manifestations de dartres sèches fur-
furacées; elle a eu plusieurs atteintes de pityriasis
qui avaient disparu depuis deux ans quand survint
l'inflammation chronique du pharynx; c'était au
moment de la ménopause.

A son arrivée à Vernet, j'examinai le pharynx et le
larynx de cette malade avec le plus grand soin, à
l'aide du pharyngoscope et laryngoscope. Toute la
muqueuse du pharynx était fortement vascularisée;
elle paraissait épaissie; elle présentait de loin en loin
de petites élévations arrondies, rougeâtres; elle paraissait être le siége d'une inflammation chronique
assez vive. La muqueuse du larynx est rougeâtre,
injectée, très-légèrement mamelonnée.

Un traitement fut suivi pendant un mois avec la
plus grande exactitude, l'eau minérale administrée
en boisson et en gargarisme; en outre, la malade usa
des inhalations et de la pulvérisation; enfin, elle prit

alternativement, un jour entr'autres, un bain et une douche. Mme X... eut au début une expectoration plus abondante, les douleurs devinrent moins vives, les granulations semblèrent s'affaiser. A la fin du traitement, Mme X... était presque entièrement remise. Un nouvel examen laryngoscopique me montra une grande diminution dans la vascularisation de la muqueuse. Depuis, cette amélioration s'est complétement confirmée. Mme X... avait usé vainement des traitements arsénicaux et du traitement sulfureux à domicile.

Les eaux sulfurées sodiques de l'établissement Mercader ont d'excellents résultats quand elles sont mises en usage pour des catarrhes chroniques de vessie. L'eau de la Buvette de Santé en boisson est très-bien tolérée par les malades.

« Dans les affections des membranes muqueuses,
» des organes génito-urinaires, dit M. Armand Ro-
» tureau, les eaux du Vernet en boisson, en bains
» et en douches générales et locales, réussissent
» très-bien, ainsi que dans celles des reins, de la
» vessie, de l'utérus ou du vagin, caractérisées par
» la sécrétion anormale du mucus et même par la
» production du pus. L'effet heureux de ce moyen
» thérapeutique est indubitable, quelle que soit la
» la cause de l'affection ; mais il n'est jamais aussi

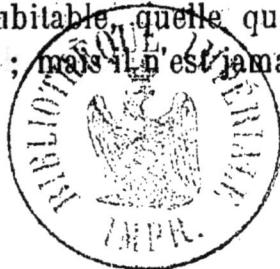

4

» appréciable et aussi marqué que si les maladies
» des reins, des uretères, de la vessie, de la matrice
» et du vagin, ont remplacé des affections cutanées
» existant préalablement. » (Rotureau, *des Principales Eaux minérales d'Europe*, 1859.)

Dans les catarrhes chroniques de la vessie, l'eau minérale en boisson, les bains de la source de la Providence, les douches de la source Ursule, suivies de
bonnes frictions générales, amènent les résultats les
plus rapides et les plus inatendus. Il y a d'abord, au
commencement du traitement, une sécrétion plus
abondante, des douleurs hypogastriques plus vives;
mais bientôt ces phénomènes d'exacerbation disparaissent, la douleur cesse, la sécrétion muqueuse ou
purulente diminue de jour en jour.

Les maladies de la peau qui sont sous la dépen-
dance de la scrofule ou d'une diathèse herpétique
sont très-utilement traitées par l'application des
eaux sulfureuses des thermes Mercader.

La source de Casteil, qui est plus douce, plus tem-
pérée, plus riche en glairine, convient dans certains
cas où l'on peut craindre trop d'excitation.

Les maladies de la peau qui sont chroniques, atoniques, sans réaction, sont beaucoup plus utilement
traitées par les bains de la source de la Providence.

Toutes les sources de l'établissement Mercader

sont riches en glairine ; le principe sulfureux est pour ainsi dire mitigé par cette matière organique.

Les malades atteints de maladies cutanées apprécient beaucoup l'onctuosité toute particulière des sources de Castéil.

L'eau minérale, dans les maladies cutanées, peut être prise à très-haute dose en boisson, douches et bains.

Les eaux des thermes Mercader conviennent surtout aux maladies de la peau qni ne doivent pas être trop fortement excitées. Que ce soit à la grande quantité de glairines que ces eaux renferment ou à la nature même des principes sulfureux, toujours est-il qu'elles sont très-onctueuses à la peau et qu'elles ont pu être tolérées par des malades qui avaient eu une recrudescence de leur maladie dans d'autres établissements thermaux.

M. le docteur Silhol a publié dans sa notice sur les eaux sulfureuses de Vernet plusieurs observations intéressantes de guérison de maladies dartreuses guéries aux thermes Mercader.

AFFECTION HERPÉTIQUE, DARTRE CRUSTACÉE, IMPÉTIGO.

M. T....., de Poitiers, ancien militaire, d'une forte constitution, d'un tempérament sanguin, âgé d'environ 60 ans, portait, depuis de longues années, une dartre crustacée, qui envahissait toute la partie inférieure et externe de la jambe droite. Pendant six années consécutives, M. T..... s'est rendu à Baréges pour y prendre les eaux, qui, chaque fois, n'avaient apporté qu'un soulagement momentané à sa maladie. Il résolut de se rendre à Vernet, au mois de juin dernier. Il a eu le bonheur de voir sa jambe se dépouiller complètement des efflorescences croûteuses d'une épaisseur considérable ; au bout de huit jours d'un traitement, qui consistait en un bain par jour et deux verres d'eau matin et soir, M. T..... a continué le même traitement pendant un mois. Une légère éruption critique eut lieu sur toute la surface du corps ; la coloration de la peau de la jambe reprit presque son état normal. M. T..... partit le 24 juillet très-satisfait d'un résultat qu'il n'avait point espéré. Tout fait supposer que cette guérison sera durable.

Dr SILHOL.

AFFECTION DARTREUSE.

M. L....., propriétaire à Fitou (Aude), âgé de 26 ans, d'un tempérament athlétique, avait mené, dès ses jeunes ans, une vie fort active et assez irrégulière, sans toutefois avoir eu d'autres maladies que plusieurs syphilis (blennorrhagies, chancres et bubons), qui furent traitées par d'habiles médecins, et, ce semble, très-méthodiquement.

Il y a six ans (en 1834), la diligence où il se trouvait ayant versé, M. L..... éprouva, tant au physique qu'au moral, une commotion si forte, que sa santé en fut complètement dérangée. Il survint d'abord de la diarrhée ; puis une violente congestion cérébrale, qui nécessita l'emploi de plusieurs saignées ; enfin, apparut sur tout le corps, et principalement à la partie antérieure de la poitrine et aux bras, une éruption caractérisée par de petits boutons très-rouges, plus ou moins rapprochés les uns des autres, et qui causaient au malade une vive démangeaison. Mille moyens, les bains sulfureux factices et les bains de Molitg, entre autres, furent prescrits sans succès pendant trois ans.

En 1837, M. L..... ressentit derrière le cou un cuisant prurit, et, en même temps, une dartre érythémoïde, large environ de la moitié de la main, se développa à cette place. Les médecins conseillèrent alors les eaux de Vernet, de l'établissement Mercader. Ils supposaient que la température peu élevée de ces eaux, donnant la facilité de les utiliser immédiatement, leur vertu médicatrice en devait être d'autant plus active. Et, en effet, dix-huit bains tempérés, six douches et nombre de verrées de ce liquide sulfureux, opérèrent une guérison qui ne s'est pas depuis démentie.

Il faut noter que la plaque dartreuse ne disparut qu'au bout de vingt jours, après que M. L..... fut de retour chez lui. Il ne resta plus alors pour toute trace que ce qu'on peut encore remarquer aujour-

d'hui : une décoloration du derme qui lé rend sem-
blable en ce point à une ancienne cicatrice.

M. L..... est retourné depuis chaque année à
Vernet, et il m'assure que lorsque, pour la première
fois surtout, l'eau thermale touche le lieu que la
dartre occupait, il y sent sur-le-champ comme de
nombreuses piqûres d'épingle.

Louis PECH,
Docteur-médecin, à Narbonne.

J'ai soigné avec le plus grand succès plusieurs
malades atteints d'impétigo, de pityriasis et de manifestations les plus variées de la dartre.

La scrofule et ses principales manifestations
peuvent trouver un très-grand avantage dans un traitement sulfureux qui agit soit comme stimulant local,
soit en réagissant comme excitant de la nutrition sur
l'état général. Ce serait entreprendre tout un traité
de pathologie que d'examiner ici toutes manifestations de la diathèse scrofuleuse qui peuvent être
traitées avec succès à Vernet. On peut faire subir le
traitement sulfureux, soit avant, soit après un traitement par les bains de mer. Il existe quelquefois
certaines contre-indications aux bains de mer, chez
les enfants scrofuleux; dans ce cas, la médication
thermale sulfureuse devient d'un très-utile secours.
La localisation de la scrofule sur la peau, sur les mu-

queuses, sur les articulations même, est heureusement modifiée par le traitement sulfureux, aux
thermes Mercader, à Vernet.

Les eaux thermales sulfureuses de Vernet conviennent encore aux rhumatismes. Les bains, les
douches, ont souvent une action rapide, soit dans
les rhumatismes simples, soit dans les rhumatismes
avec prédominance d'une constitution lymphatique.

Toutefois, le traitement devra varier avec la forme
particulière du rhumatisme. Dans le rhumatisme
simple et dans le rhumatisme scrofuleux, on a recours à Vernet aux bains les plus chauds, les bains
de la source Ursule. L'hydrothérapie thermale trouve
là une de ses applications les plus utiles.

Dans le rhumatisme névropathique, qui se caractérise par sa mobilité, par son extrême excitabilité,
les malades doivent se borner à prendre des bains de
la source du Chemin-de-Casteil.

L'eau de cette source a une température moins
élevée; elle est en même temps très-riche en glairine,
substance qui tempère l'action excitante du principe
sulfureux.

Toutefois, dans le rhumatisme névropathique, le
traitement sulfureux, même avec les sources les
moins actives, peut être contre-indiqué. On se trouvera bien, alors, de substituer la médication alcaline

par les eaux bicarbonatées ferrugineuses au traitement sulfureux.

"Les eaux sulfureuses ont, au contraire, une grande efficacité et trouvent leur indication dans le rhumatisme qui se greffe sur des tempéraments mous lymphatiques.

Chez les sujets où la nutrition est languissante, chez les malades où le rhumatisme est déjà fixé depuis quelque temps dans les articulations, le traitement sulfureux a été toujours employé avec le plus grand succès.

M. Silhol rapporte dans sa brochure l'observation suivante, qui mérite d'être mentionnée :

RHUMATISME GÉNÉRAL, MUSCULAIRE ET ARTICULAIRE, AVEC DÉRANGEMENT DES VOIES DIGESTIVES ET URINAIRES. — GUÉRISON TRÈS-PROMPTE.

En janvier 1851, Isidore T.., de Mosset (Pyrénées-Orientales), âgé de 39 ans, crut avoir contracté les fièvres à la suite d'un froid qu'il éprouva au sortir d'un bal. Au bout de dix jours, il ressentit de vives douleurs dans les articulations et dans l'abdomen, avec constipation, émission des urines difficile et douloureuse, etc. Les douleurs rhumatismales ayant redoublé d'intensité et s'étant emparées du système musculaire, Isidore T...., s'alita, le 22 février, ne pouvant ni manger, ni exécuter seul aucune fonction.

C'est le 15 juin, dans l'état ci-dessus, que ce malade a été amené à Vernet, après cinq mois de cruelles souffrances. Divers traitements par les bains sulfureux artificiels, les saignées, les évacuants, etc., etc., avaient été employés sans succès; il n'en était jamais résulté qu'une amélioration passagère. Transporté dans le bain, les trois premiers jours, ce malade essaya le quatrième jour de s'y rendre avec l'aide de deux personnes qui le soutenaient; le cinquième jour, il va au bain avec le seul appui d'un long bâton. Enfin, après quinze jours d'un traitement qui a consisté en dix bains, trois douches et, tous les jours, quatre verres d'eau de la *Buvette de Santé*, les douleurs ont disparu, les mouvements des membres ont été faciles; les doigts, d'abord violemment contractés, sont devenus flexibles; le malade a pu se servir de ses mains, pourvoir lui-même à tous ses besoins, et marcher sans le secours du bâton; l'appétit était revenu; la constipation et la dysurie n'existaient plus. Ce malade est reparti fin juin, promettant de revenir après certains travaux des champs qu'il avait à surveiller. Cette guérison surprenante a été définitive, et le malade, qui n'est qu'à 29 kilomètres de Vernet, n'est pas revenu.   Dᵣ SILHOL.

J'ai observé moi-même quelques cas de guérison de rhumatisme datant déjà de plusieurs années et qui avaient résisté à plusieurs traitements méthodiquement appliqués. Un des exemples les plus remarquables nous a été fourni par Mme X....., des environs de Béziers.

Mme X..... souffre depuis plusieurs années de rhumatisme musculaire et articulaire affectant surtout les membres inférieurs. Depuis plusieurs mois, elle ne peut plus se lever, l'articulation du genou et l'articulation tibio-tarsienne des deux côtés ont augmenté de volume, les téguments sont douloureux à la pression; il y a un peu de liquide dans l'articulation. Mme X..... prend tous les jours un bain à la source Ursule et de l'eau minérale en boisson. On exerce une compression avec une bande en flanelle autour des articulations malades. Après quinze bains, les téguments étant moins sensibles à la pression, je prescris alternativement un bain et une douche en pluie suivie de friction avec un gant en flanelle; on lui fait exécuter quelques mouvements avec précaution soit après le bain, soit après la douche. Bientôt Mme X..... put s'appuyer sur ses jambes; après vingt jours de traitement, elle voulut essayer ses forces et elle put marcher soutenue par deux personnes, elle put faire quelques pas. Mais bientôt ces progrès devinrent de plus en plus rapides après un mois de traitement; elle marcha soutenue par une seule personne et avec un bâton; enfin, avant son départ, qui eut lieu après quarante-

cinq jours de traitement, Mme X..... marchait sans
bâton, elle se promenait avec les autres malades.
Depuis lors, la guérison ne s'est pas démentie pendant la saison d'été, en 1869. Mme X..... est revenue
à Vernet; elle n'a plus subi de nouvelles atteintes de
rhumatisme. L'état général est excellent, le traitement
thermal lui a rendu complètement la santé.

Les quelques observations que j'ai mentionnées à
l'appui des applications du traitement sulfureux à
Vernet permettront, je l'espère, aux malades et aux
médecins d'apprécier tout le parti que l'on peut tirer
des thermes Mercader dans le traitement hydromi-
néral. Cette station est située au milieu des montagnes, dans une position exceptionnelle, dans un
climat très-favorable aux malades en été, à proximité
d'un chemin de fer qui se relie par Perpignan et Narbonne au grand réseau du Midi. Elle possède des
eaux sulfurées sodiques thermales complètement
identiques à d'autres sources de la chaîne des Pyrénées.

La thermalité des sources de l'établissement Mercader est suffisante pour réaliser toutes les indications d'une bonne cure thermale.

La composition chimique de ces eaux les rapproche
des Eaux-Bonnes de Cauterets, de Luchon, etc., etc.
Enfin l'installation balnéaire ne laisse rien à désirer

dans la nature des moyens employés pour utiliser les ressources thermales. L'observation clinique a démontré pratiquement les inductions que l'on aurait pu tirer de l'analogie de composition chimique et de thermalité des eaux des thermes Mercader, à Vernet, avec celle des autres sources sulfurées sodiques de la chaîne des Pyrénées. Les cures obtenues tous les ans à Vernet démontrent de plus en plus tout le parti que les malades pourront tirer de la médication hydrominérale par les eaux sulfurées sodiques thermales, aux thermes Mercader, favorisée par le climat exceptionnel du petit vallon de Vernet.

CHAPITRE V

Hydrothérapie

Le vallon de Vernet est situé, avons-nous dit dans notre introduction, au pied du Canigou. On y trouve de nombreuses sources d'eaux très-vives et très-fraîches. M. Mercader a réuni les eaux de plusieurs sources qu'il possède dans le petit bois qui se trouve sur la colline, où est adossé l'établissement, dans un réservoir placé près de l'établissement des Ménages, dont le niveau est environ à 15 mètres au-dessus du niveau de l'établissement de la source Ursule, où se trouve la salle destinée à l'hydrothérapie. Cette salle, récemment aménagée, renferme une série de tuyaux habilement combinés et munis de différents ajustages qui permettent d'administrer toutes les douches nécessaires pour l'application méthodique de l'hydrothérapie. Douches en pluie, douches en cercle, douches en nappe, douches en jet, en arrosoir, douches générales, douches ascendantes, bain de siège à eau courante, etc., etc.

Des promenades attenantes à la salle des douches, permettent au malade de faire très-facilement
l'action avant la douche et la réaction après.

On provoque la réaction par des frictions éner-
giques chez les malades qui ne pourraient faire eux-
mêmes leur réaction ou qui auraient quelque peine
à la faire.

Pour venir en aide à ceux dont la réaction serait
trop lente, M. Mercader a eu l'heureuse idée de
faire arriver dans la salle d'hydrothérapie un jet d'eau
sulfureuse chaude de la source Ursule.

On peut ainsi faire suivre la douche froide d'une
douche chaude qui provoque la réaction. On peut
même faire subir alternativement et à plusieurs re-
prises une douche chaude et froide, et même, dans
certains cas, diriger par exemple une douche de
pluie froide sur la tête, tandis qu'une douche chaude
est dirigée sur les extrémités inférieures.

Je ne veux et ne puis ici faire l'histoire de l'hydrothérapie, démontrer au praticien et aux malades toute l'utilité de ce merveilleux moyen thérapeutique, indispensable dans un très-grand nombre
de maladies chroniques. M. le docteur Fleury, sans
épuiser la matière, a écrit sur ce sujet un excellent et
volumineux traité de 1200 pages, où l'on peut
trouver, très-savamment exposé, tout ce qui concerne
les indications de cette médication.

L'hydrothérapie est aujourd'hui dans le domaine

de la thérapeutique classique. Les magnifiques succès qu'on lui doit font mieux que tout ce que je pourrais dire ici l'éloge de cette médication dont je ne peux point même esquisser les indications générales et spéciales.

Je me contenterai de signaler la création d'un nouvel établissement hydrothérapique à Vernet, aux thermes Mercader. Cet établissement fonctionne déjà depuis un an, mais il vient d'être considérablement amélioré.

En joignant les ressources de l'hydrothérapie aux ressources thermales, M. Mercader a considérablement élargi le cercle des malades qui peuvent utilement être envoyés à son établissement.

La beauté du site, les avantages du climat, les ressources précieuses que présentent les eaux thermales sulfureuses, et maintenant l'hydrothérapie, donneront, je l'espère, désormais aux thermes Mercader, à Vernet, une place très-importante parmi les stations médicales d'été.

TABLE DES MATIÈRES

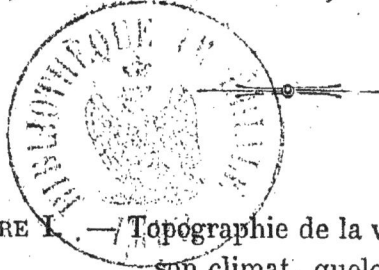

Oberthur et fils, à Rennes. — Mᵒⁿ à Paris, rue des Blancs-Manteaux, 35.

www.ingramcontent.com/pod-product-compliance
Lightning Source LLC
Chambersburg PA
CBHW032324210326
41519CB00058B/5636